Agaricus blazei - Un Nouveau Traitement contre le cancer?

Développez Votre Propre Aide Contre le Cancer, le Diabète et d'Autres Problèmes

Marcus D. Adams

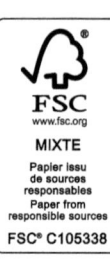

© 2018, Marcus D. Adams

Tous droits réservés

Edition : BoD - Books on Demand

12/14 rond-point des Champs Elysées

75008 Paris

Imprimé par BoD – Books on Demand, Norderstedt

ISBN : 978-2-3221-0290-7

Dépôt légal : 02/2018

Introduction

En achetant ce livre, vous accepter entièrement cette clause de non-responsabilité.

Aucun conseil

Le livre contient des informations. Les informations ne sont pas des conseils et ne devraient pas être traités comme tels.

Si vous pensez que vous souffrez de n'importe quel problème médicaux vous devriez demander un avis médical. Vous ne devriez jamais tarder à demander un avis médical, ne pas tenir compte d'avis médicaux, ou arrêter un traitement médical à cause des informations de ce livre.

Pas de représentations ou de garanties

Dans la mesure maximale permise par la loi applicable et sous réserve de l'article ci-dessous, nous avons enlevé toutes représentations, entreprises et garanties en relation avec ce livre.

Sans préjudice de la généralité du paragraphe précédent, nous ne nous engageons pas et nous ne garantissons pas :

• Que l'information du livre est correcte, précise, complète ou non-trompeuse ;

• Que l'utilisation des conseils du livre mènera à un résultat quelconque.

Limitations et exclusions de responsabilité

Les limitations et exclusions de responsabilité exposés dans cette section et autre part dans cette clause de non-responsabilité : sont soumis à l'article 6 ci-dessous ; et de gouverner tous les passifs découlant de cette clause ou en relation avec le livre, notamment des responsabilités découlant du contrat, en responsabilités civiles (y compris la négligence) et en cas de violation d'une obligation légale.

Nous ne serons pas responsables envers vous de toute perte découlant d'un événement ou d'événements hors de notre contrôle raisonnable.

Nous ne serons pas responsable envers vous de toutes pertes d'argent, y compris, sans limitation de perte ou de dommages de profits, de revenus, d'utilisation, de production, d'économies prévues, d'affaires, de contrats, d'opportunités commerciales ou de bonne volonté.

Nous ne serons responsables d'aucune perte ou de corruption de données, de base de données ou de logiciel.

Nous ne serons responsables d'aucune perte spéciale, indirecte ou conséquente ou de dommages.

Exceptions

Rien dans cette clause de non-responsabilité doit : limiter ou exclure notre responsabilité pour la mort ou des blessures résultant de la négligence ; limiter ou exclure notre responsabilité pour fraude ou représentations frauduleuses ; limiter l'un de nos passifs d'une façon qui ne soit pas autorisée par la loi applicable ; ou d'exclure l'un de nos passifs, qui ne peuvent être exclus en vertu du droit applicable.

Dissociabilité

Si une section de cette cause de non-responsabilité est déclarée comme étant illégal ou inacceptable par un tribunal ou autre autorité compétente, les autres sections de cette clause demeureront en vigueur.

Si tout contenu illégal et / ou inapplicable serait licite ou exécutoire si une partie d'entre elles seraient supprimées, cette partie sera réputée à être supprimée et le reste de la section restera en vigueur.

INTRODUCTION 11
À PROPOS D'AGARICUS BLAZEI 15
BÉNÉFICES EN SANTÉ D'AGARICUS BLAZEI 19

1. Effets Anti-Tumeurs 21
2. Anti-mutagène et Bactéricide 22
3. Effets préventifs 22
4. Effets adaptogènes 23
5. Syndrome de fatigue chronique: 23
6. Déficit Immunitaire 23
7. Conditions Auto-immunitaires 24
8. Le Diabète 24
9. Soutient des Os Sains 25
10. Tension Artérielle, Cholestérol, Artériosclérose 26
11. Digestion 26
12. Peau et vieillissement 27

UNE VUE D'ENSEMBLE DES TRAITEMENTS ALTERNATIFS 29

Avantages d'Agaricus 30
Le Diabète 30

Système Immunitaire 31

Cancer 31

Avertissement 32

Utiliser Agaricus pour la Santé 34

UTILISATION SÉCURITAIRE DU TRAITEMENT D'AGARICUS BLAZEI 40

TYPES DE CHAMPIGNONS 44

GUIDE POUR LES CHAMPIGNONS 53

LE CHAMPIGNON AGARICUS MÉDICINAL 60

L'importance de la vitamine D 62

Champignons en Médecine 64

L'Extrait de Champignon ABM est un Médicament Puissant 67

AGARICUS ET HÉPATITE 71

AVANTAGES D'AGARICUS BLAZEI 81

L'IMPORTANCE D'AGARICUS BLAZEI À LA SANTÉ 94

EFFICACITÉ DES CHAMPIGNONS DANS LE CANCER .. 98

SUCCÈS D'AGARICUS BLAZEI MURILL CONTRE LE CANCER 102

L'APPARENCE D'AGARICUS BLAZEI 106

L'Utilisation Culinaire d'Agaricus Blazei 108

CHAMPIGNONS MÉDICINAUX CONTRE LE CANCER 110

PROPRIÉTÉS MÉDICALES D'AGARICUS BLAZEI....... 124

LES PROPRIÉTÉS DE GUÉRISON D'AGARICUS BLAZEI
.... 128

   PROPRIETES NUTRITIONNELLES DES CHAMPIGNONS... 131

   FAITS CHAMPIGNONS 'MAGIQUES' 135

QUALITÉ DU CHAMPIGNON 149

UTILISATIONS ESSENTIELLES DE CHAMPIGNONS.. 153

COMMENT GRANDIR AGARICUS BISPORUS 161

   GAGNER DE L'ARGENT EN CULTIVANT LES CHAMPIGNONS... 171

HERBES THÉRAPEUTIQUES ET AGARICUS BLAZEI.. 177

TYPES DE CHAMPIGNONS POUR CUISINER 183

EN CONCLUSION... 193

INTRODUCTION

La prévalence de la médecine alternative est en augmentation dans le monde entier en raison de l'intérêt croissant du public en milieu naturel ou des thérapies holistiques et la circulation de l'information via l'Internet et des médias de masse. Le champignon Blazei n'a pas été découvert par le monde extérieur jusqu'en 1960. Jusqu'à ce moment-là, le champignon a été la possession estimée d'une ville côtière du Brésil appelée Piedad. Cependant, en 1960 un scientifique japonais a trouvé le champignon et le ramène au Japon pour des études supplémentaires. Depuis, les découvertes ont élevé ce champignon d'un régime régulier de nourriture à une méga nourriture qui est à la fois riche en substances nutritives et médicinales.

Les produits Agaricus sont extraits du champignon Agaricus blazei Murill. Agaricus blazei Murill (communément appelé "Cogumelo do Sol " au Brésil et

"Himematsutake" au Japon) est un champignon originaire de Brésil et largement cultivé au Japon à des fins médicinales. Au Brésil, l'Agaricus est traditionnellement utilisé contre une variété de maladies comme le diabète, l'athérosclérose, l'hépatite, hypercholes-terolemia, et maladie cardiaque.

Agaricus blazei Murrill est un champignon brésilien comestible avec un faible teneur en calories et avec éléments nutritifs de haute densité. Le champignon, qui est originaire d'un petit village brésilien appelé Piedade, contient des minéraux, fibres, vitamines et acides aminés. En 1960, un chercheur japonais nommé Takatoshi Furumoto a découvert le champignon et l'a envoyé au Japon pour être évalué. L'analyse montre que l'ABM (Agaricus blazei Murrill) a un degré plus élevé de protéines et de glucides que la plupart des autres champignons. Malgré l'activité des éléments nutritifs, la plupart de l'excitation et l'intérêt entourant le champignon Agaricus blazei est lié à ses qualités médicinales.

L'un des attributs incroyable de l'ABM est qu'il active votre défense naturelle du corps en stimulant votre système immunitaire. Agaricus blazei Murill a été utilisé en médecine traditionnelle pour traiter la formation d'un grand nombre de maladies infectieuses, le plus probablement pour hausser la défense. ABM été observé à stimuler leurs cellules immunitaires. Cette observation n'était pas juste un coup de chance, d'autres études à travers le monde ont confirmé les tendances de support du système immunitaire par le champignon Agaricus blazei Murill. Révélations très encourageantes sont venues de la recherche menée par l'Université Médicale de la Chine.

Les chercheurs ont examiné l'effet de l'extrait d'AbM sur des rats obèses. Il a été observé que lorsque les rats sont sur un régime riche en lipides et donnés de l'ABM, il offrait un effet protecteur contre la prise de poids. En outre, les rats ayant reçu une supplémentation ABM, ont dépensé plus d'énergie par, littéralement, bouger plus. En effet, cette activité a brûlé plus de calories et pourrait expliquer en partie la répression d'un gain de poids. Cela souligne une place potentielle dans l'ABM dans l'éventail d'outils pour la promotion du poids corporel sain.

À PROPOS D'AGARICUS BLAZEI

Il y a beaucoup de différents types de champignons dans le monde entier. Beaucoup de ces champignons sont très utiles à la fois pour une saine alimentation et la lutte contre certaines maladies et autres problèmes de santé. Peu de ces champignons peuvent offrir le niveau de protection que l'Agaricus blazei peut permettre.

Le petit bouton blanc de champignons qui sont le plus souvent trouvés dans les épiceries est, en fait, un type de champignons de l'Agaricus. Ils ont été cultivés pour la consommation de masse et sont l'un des champignons les plus courants dans le monde. Peut-être trouvé principalement au Brésil, le Japon, la Chine et Taïwan.

Le champignon Agaricus est cultivé dans une méthode possessive. La Poudre du champignon est mise ensemble afin de développer une plus grande biomasse d'éléments nutritifs. Ce processus garantit que le produit est exempt de tout type d'autres champignons qui peuvent se développer là-dessus ou n'importe quels dépôts de métal. Une fois le processus de culture terminé, la biomasse qui en résulte est alors contenue dans des récipients en plastique pour produire des comprimés.

L'Agaricus Blazei est plein de nombreux bienfaits pour la santé que le maintien à l'avant-garde des grandes études. Plusieurs lacunes courantes sont combattues par ce champignon. Un régime qui a le champignon Blazei comme un supplément sera celui qui a une protection naturelle contre l'hypertension, taux élevé de cholestérol, le stress, et d'autres problèmes du système immunitaire. Certains rapports ont même montré l'efficacité de la lutte contre le sida et le VIH.

Si vous n'êtes pas une personne de champignon, vous pouvez trouver ce type de champignon sous la forme de pillule, de poudre, et même d'un extrait liquide. Le dosage varie en fonction de la description par le médecin et ou comment vous le prenez, mais sous la forme de la pilule, il est recommandé de prendre 1 capsule trois fois par semaine.

Sans un système de défense immunitaire fort, nos corps sont soumis à toutes sortes de maladies et de virus, les champignons Agaricus Blazei peuvent augmenter votre force intérieure à de nouveaux niveaux. Luttant contre toutes sortes de maux, les médicaments liés aux champignons sont dans une ligue de leur propre, blazei est juste un type de champignon disponible chez Vitamins for Life

L'activation du système immunitaire de l'AbM peut également être utile pour la rougeur et le gonflement systémiques. Les champignons médicinaux contiennent souvent des composés appelés polysaccharides qui aident à moduler le système immunitaire. Les bêta-glucanes sont un type de polysaccharide et l'AbM en contient beaucoup. Confirmant la résistance de l'AbM à l'inflammation, une étude a montré qu'il était démontré qu'un extrait d'AbM favorisait une réponse immunitaire saine et normale chez les sujets après seulement 12 jours.

L'extrait d'Agaricus blazei Murill améliore-t-il la fonction hépatique chez les patients atteints d'hépatite B? Le département de médecine chinoise de l'hôpital de Taipei a entrepris une étude d'un an pour répondre à cette question. Les observations suggèrent que, en effet, l'extrait d'AbM offre un bénéfice potentiel pour les patients atteints d'hépatite B en termes de normalisation de la fonction hépatique et j'espère que d'autres demandes suivront pour bien comprendre cela. De plus, des tests cliniques ont suggéré que l'administration d'un supplément d'AbM peut améliorer la résistance à l'insuline chez certaines personnes atteintes de diabète et aider à atténuer les dommages causés par le stress oxydatif.

BÉNÉFICES EN SANTÉ D'AGARICUS BLAZEI

L'Agaricus Blazei est actuellement disponible dans de nombreux pays à travers le monde dans les magasins d'aliments naturels ainsi que des sites Web tels que celui-ci, qui permettent l'achat en ligne de champignons thérapeutiques. Le champignon Agaricus a récemment gagné l'exposition qu'il mérite. Ses nombreuses vertus ainsi que ses qualités aident de nombreuses personnes à travers le monde à gérer un certain nombre de problèmes de santé à long terme ainsi que des problèmes de santé en phase terminale. Le Brésil, pays d'origine de l'Agaricus Blazei murrill, est leader dans la vente de champignons. Au Japon, le champignon est populaire. Un demi-million de Japonais utilisent fréquemment le champignon Agaricus et utilisent l'extrait d'agaricus Blazei Agaricus ainsi que des suppléments pour le renforcement corporel commun, quelle que soit la maladie.

Agaricus blazei Murrill est définitivement un champignon brésilien comestible à faible teneur en calories et à haute densité nutritive. Le champignon, qui provient d'un petit village brésilien connu sous le nom de Piedade, est composé de minéraux, de fibres, de vitamines et d'acides aminés. En 1960, un chercheur japonais nommé Takatoshi Furumoto a découvert le champignon et l'a envoyé au Japon pour être évalué. L'analyse signifie qu'AbM dispose d'un degré plus élevé de protéines et de glucides que la plupart des autres champignons. Malgré l'activité nutritive, la plupart de l'excitation et de l'intérêt entourant le champignon Agaricus blazei sont liés à ses qualités thérapeutiques.

L'Agaricus n'est tout simplement pas magique, il est important de noter que ce n'est pas un médicament avec des pouvoirs de guérison surnaturels, mais plutôt une composition biologique qui contient de nombreux composants qui a le pouvoir d'apporter des changements significatifs dans le développement de certaines maladies.

Voici quelques avantages pour la santé du Champignon Agaricus Blazei:

1. Effets Anti-Tumeurs

De nombreuses études scientifiques démontrent qu'Agaricus blazei a une activité antitumorale chez les mammifères. Les polysaccharides trouvés dans Agaricus vitalisent la production d'interféron ainsi que l'interleukine chez les petits animaux. Cet effet particulier agit indirectement pour éliminer ou même empêcher la prolifération des cellules cancéreuses via un effet inducteur des cytokines. Le rapport sur l'effet anticancéreux d'Agaricus a été publié lors du congrès général de Japan Cancer Association en 1980.

2. Anti-mutagène et Bactéricide

La majorité des recherches sur le cancer d'Agaricus ont été faites sur le niveau élevé de composés de protéine bêta-D-glucane et bêta-D-glucane, mais ce champignon immunisant efficace inclut un certain nombre de composants anti-tumeurs supplémentaires! Ceux-ci comprennent: les composés protéiques de l'acide ribonucléique, l'hétéroglycane acide, le xyloglucane, la lectine, etc.

3. Effets préventifs

Agaricus se compose d'une large gamme de fibres alimentaires non digestives qui absorbent les matériaux cancéreux dans notre corps et rejettent hors de notre système. Agaricus peut également être utilisé en complément de la radiothérapie ou même de la chimiothérapie pour éviter les dommages causés par les rayonnements et réduire les effets secondaires.

4. Effets adaptogènes

Agaricus aide le corps à s'adapter à tout type de stress émotionnel ou physique, à gérer les fonctions endocriniennes et à s'équilibrer.

5. Syndrome de fatigue chronique:

Agaricus pourrait également s'avérer utile pour la prévention ou la gestion du syndrome de fatigue à long terme.

6. Déficit Immunitaire

Des recherches en laboratoire menées au National Cancer Institute des États-Unis et aux

Instituts nationaux de la santé du Japon ont démontré que l'extrait de champignon Agaricus tue le virus de l'immunodéficience humaine (VIH) et stimule l'activité des lymphocytes T auxiliaires.

7. Conditions Auto-immunitaires

Les recherches ont également observé une amélioration chez les individus utilisant Agaricus blazei Murill avec d'autres champignons chez les personnes atteintes de nombreuses maladies anto-immunes comme la polyarthrite rhumatoïde, le diabète, le lupus, la dermatite atopique ainsi que d'autres.

8. Le Diabète

La recherche préliminaire ainsi que l'observation thérapeutique directe suggèrent qu'Agaricus pourrait être utile pour réduire les taux de sucre dans le sang et éviter ou même faire face au diabète. Les composés protéiques bêta (1,3) D-glucane et Beta (1,6) D-glucane, composés de protéines de l'acide ribonucléique, aident à réduire les niveaux élevés de glucose dans le sang.

9. Soutient des Os Sains

Agaricus se compose de vitamine B1 et B2 mais contient en plus des quantités considérables d'ergostérol, qui peut être transformé en vitamine D2 quand il est séché au soleil ou chauffé dans le processus de séchage mécanique. La vitamine D2 a des effets positifs pour réduire le risque de perte osseuse.

10. Tension Artérielle, Cholestérol, Artériosclérose

Agaricus se compose de vitamine B1 et B2 mais contient en outre des quantités considérables d'ergostérol, qui peut être transformé en vitamine D2 quand il est séché au soleil ou même chauffé dans le processus de séchage mécanique. La vitamine D2 a des effets positifs pour réduire le risque de perte osseuse.

11. Digestion

Les enzymes digestives comme l'amylase trypsine martase et aussi la protéase trouvée dans Agaricus blazei murill ainsi que d'autres champignons améliorent également la digestion des aliments.

12. Peau et vieillissement

La teneur en bêta-glucane ainsi que d'autres agents accélérant la cicatrisation chez Agaricus blazei Murill le permettent d'aider à soigner les éruptions cutanées, les imperfections, les lésions cutanées ainsi que d'autres imperfections. Plusieurs produits de bêta-glucane sont accessibles qui sont faits pour diminuer le processus de vieillissement. Les rides sont essentiellement le résultat de dommages aux tissus de collagène sous la surface de la peau. Beta glucan pourrait aider en favorisant le resurfaçage en accélérant le renouvellement cellulaire de la peau.

Les pharaons égyptiens considéraient les champignons comme les plantes de l'immortalité, et les Aztèques les appelaient la chair de Dieu. Pendant ce temps, dans la médecine traditionnelle chinoise, les champignons se classent extrêmement haut, et les moines bouddhistes et les prêtres taoïstes ont disséminé leurs propriétés curatives à travers la culture chinoise.

UNE VUE D'ENSEMBLE DES TRAITEMENTS ALTERNATIFS

Agaricus (Agaricus blazei) est un type de champignon médicinal. Dans la médecine populaire, Agaricus est utilisé pour une variété de conditions de santé, y compris les principales maladies comme le cancer et le diabète. Bien que la recherche sur les effets sur la santé d'Agaricus soit limitée, certaines études préliminaires montrent que l'agaricus peut offrir certains avantages pour la santé.

Utilisations pour Agaricus

En médecine alternative, l'agaricus est souvent présenté comme un remède naturel contre les problèmes de santé suivants:

- Athérosclérose
- Dermatite
- Le Diabète
- Hépatite

- Hypertension
- Cholestérol élevé

En outre, l'agaricus est censé renforcer le système immunitaire, stimuler le système digestif, protéger contre l'ostéoporose et favoriser la perte de poids.

Avantages d'Agaricus

Jusqu'à présent, relativement peu d'études scientifiques ont testé les avantages potentiels pour la santé de la consommation d'agaricus. Cependant, des recherches préliminaires suggèrent que l'Agaricus pourrait avoir des effets bénéfiques. Voici un aperçu de quelques résultats clés de l'étude:

Le Diabète

Agaricus peut aider dans le contrôle du diabète, selon une étude de 2007 dans le Journal of Alternative and Complementary Medicine. 72 patients atteints de diabète de type 2 ont reçu un extrait d'agaricus ou un placebo tous les jours pendant 12 semaines. À la fin de l'étude, les membres du groupe agaricus ont montré des améliorations significativement plus importantes de la résistance à l'insuline par rapport à ceux recevant le placebo.

Système Immunitaire

Certains composés de l'agaricus peuvent aider à stimuler le système immunitaire et à réduire l'inflammation, selon un rapport de recherche publié en 2011 dans le Journal of Medicinal Food. Cependant, les auteurs de la revue ont noté que des essais cliniques sont nécessaires pour tester les effets immunostimulants et anti-inflammatoires d'Agaricus chez l'homme.

Cancer

Plusieurs études indiquent que l'agaricus peut aider à combattre certaines formes de cancer. Par exemple, dans une étude de 2009 du Journal of Nutritional Biochemistry, des tests sur des cellules cancéreuses et sur des souris ont révélé que l'extrait d'Agaricus peut inhiber la croissance du cancer de la prostate. En outre, une étude de 2011 dans Biochimica et Biophysica Acta a révélé que l'agaricus peut posséder des propriétés anti-tumorales qui pourraient aider dans le traitement de la leucémie.

Avertissement

La sécurité de prendre Agaricus régulièrement ou à long terme. Cependant, on craint que l'Agaricus puisse nuire à la santé du foie. Par exemple, dans un rapport publié en 2006 par le Japan Journal of Clinical Oncology, des scientifiques ont établi un lien entre la consommation d'Agaricus et des lésions hépatiques graves chez des patients atteints de cancer. On pense que la prise d'Agaricus peut augmenter votre taux de certaines enzymes hépatiques.

De plus, un rapport publié en 2011 dans Microbiological Research a révélé que l'agaricus pouvait avoir une activité semblable à celle de l'œstrogène. Par conséquent, les experts médicaux avertissent que les gens avec un cancer hormono-sensible (y compris certains types de cancer du sein et de l'ovaire), soyez prudent lorsque vous prenez Agaricus.

Puisque l'agaricus peut également diminuer votre taux de sucre dans le sang, les patients qui prennent des médicaments pour abaisser leur glycémie devraient consulter un médecin avant de consommer de l'agaricus.

Où le trouver

Largement disponibles en ligne, les suppléments contenant de l'Agaricus sont également vendus dans de nombreux magasins d'aliments naturels et dans des magasins spécialisés dans les compléments alimentaires.

Utiliser Agaricus pour la Santé

En raison d'un manque de recherche de soutien, il est trop tôt pour recommander Agaricus comme traitement standard pour tout problème de santé. Si vous envisagez Agaricus pour une condition, assurez-vous de consulter votre fournisseur de soins primaires avant de commencer. L'auto-traitement d'un état avec de l'agaricus et l'évitement ou le retard des soins standard peuvent avoir de graves conséquences.

Champignons de Lutte Contre le Cancer

Depuis des temps immémoriaux, les champignons ont été appréciés par l'humanité comme une merveille culinaire et la médecine populaire dans la pratique orientale. La dernière décennie a été témoin de l'intérêt écrasant de la fraternité de recherche occidentale dans le potentiel pharmaceutique des champignons. Les principaux usages médicinaux des champignons découverts jusqu'à présent sont les agents anti-oxydants, anti-diabétiques, hypocholestérolémiants, anti-tumoraux, anticancéreux, immunomodulateurs, antiallergiques, néphroprotecteurs et antimicrobiens.

Voici quatre des champignons anticancéreux les mieux documentés, riches en polysaccharides et en bêta-glucanes, les principaux constituants activateurs du système immunitaire.

• Immunomodulation:

La prolifération, la maturation et les activités des lymphocytes T et B, des cellules NK et des cellules dendritiques se sont améliorées de manière significative lors des tests en laboratoire et chez les animaux lors de la prise de Reishi. Le bêta-glucane est le constituant le plus important pour le soutien immunitaire.

• Syndrome de fatigue chronique:

Un essai multicentrique, en double aveugle, randomisé, contrôlé contre placebo a été mené en Chine. Un extrait de Reishi a été administré pendant 8 semaines, ce qui a réduit le sentiment de fatigue et amélioré la qualité de vie. Cela confirme encore l'effet de Reishi sur le système immunitaire.

• Actions antivirales et antibactériennes:

Des protéines liées aux polysaccharides (glycoprotéines, comparables aux fractions PSK et PSP de Coriolus Versicolor) de Reishi ont montré des effets inhibiteurs sur le virus herpès simplex de type 1 (HSV-1), le virus de l'herpès simplex de type 2 (HSV-2) et le virus de la stomatite vésiculaire (VSV - New Jersey souche) dans un test de laboratoire.

• Propriétés anti-ulcère

L'Helicobacter Pylori, la bactérie qui cause par exemple des ulcères peptiques et une gastrite (et est probablement aussi impliquée dans le développement de cancers de l'estomac) a été inhibée dans sa croissance par un extrait de Reishi.

Propriétés protectrices et détoxifiantes du foie:

Les extraits de blazei Agarics ont un effet détoxifiant et purifiant du sang qui peut aider à débarrasser le corps des toxines dangereuses et à rétablir un équilibre sain.

Comment choisir un supplément de champignons médicinaux:

Le facteur le plus important est de rechercher un complément avec une haute biodisponibilité de leurs ingrédients, par exemple: l'acide bétulinique, le bêta-glucane.

Les champignons médicinaux sont généralement inutiles à moins qu'ils aient été soumis à un traitement. Ils doivent avoir subi un processus d'extraction autrement, ils sont fondamentalement indigestes et n'ont donc pas d'effets thérapeutiques remarquables.

La raison de la biodisponibilité limitée est en raison de ce que les cellules de champignons chitine sont fabriquées. La chitine est le matériau le plus dur et le plus naturel connu de l'homme. Verrouillé dans les parois cellulaires de la chitine sont les composants bioactifs et thérapeutiquement intéressants.

C'est pourquoi les champignons médicinaux doivent subir une technique d'extraction pour libérer les composants bioactifs. La recherche scientifique présente dans la description des produits de champignons, utilise toujours des extraits.

Malheureusement, les étiquettes de supplément sont très difficiles à déchiffrer et très souvent trompeuses.

Heureusement, nous avons trouvé une entreprise qui produit des extraits purs de champignons organiques extraits à l'eau chaude et à l'éthanol. Ils fournissent des détails tels que, 50% de polysaccharides avec au moins 39% de bêta-D-Glucanes, pour leur extrait de champignon Chaga 100% organique pur récolté dans la nature.

Ces suppléments de champignons peuvent être utilisés en toute sécurité par tout le monde, y compris les personnes allergiques aux champignons.

La chitine est l'allergène dans les champignons et les extraits de champignons ne contiennent plus de chitine. Cependant, les substances immuno-modulatrices doivent être utilisées avec un soin extrême ou complètement évitées chez les patients transplantés d'organes utilisant des agents immunosuppresseurs.

UTILISATION SÉCURITAIRE DU TRAITEMENT D'AGARICUS BLAZEI

Des recherches scientifiques récentes ont confirmé que l'Agaricus cultivé au Japon est sûr et efficace. De nombreux chercheurs ont étudié Agaricus blazei, ainsi que d'autres champignons médicinaux depuis près de 50 ans, grâce à des tests de laboratoire qui ont montré leur potentiel à combattre le cancer et à stimuler le système immunitaire, ainsi que sa sécurité.

Le grand nombre de résultats donne de bonnes preuves pour soutenir l'affirmation de l'inhibition de la croissance tumorale et la stimulation de certaines parties du système immunitaire. La recherche la plus récente a confirmé qu'Agaricus est nécessaire, sûr et efficace; par conséquent, il devient un choix évident pour la supplémentation.

Sa sécurité est particulièrement préoccupante, car il est considéré comme l'un des médicaments complémentaires les plus populaires parmi les patients atteints de cancer. Puisque les métaux lourds toxiques peuvent être absorbés et concentrés dans les champignons et les champignons, il est important d'être assuré par le producteur que le champignon n'a pas été cultivé sur un sol ou un substrat contaminé.

Cependant, il existe des rapports contradictoires concernant l'effet des ABM sur la fonction hépatique. Il y a un rapport marqué dans la littérature médicale indiquant que trois patients atteints de cancer qui ont pris un supplément d'Agaricus ont souffert de dommages au foie. Le rapport mentionne trois cas de patients atteints d'un cancer avancé présentant des lésions hépatiques sévères et malgré le fait que plusieurs autres facteurs ne peuvent être complètement exclus comme causes de lésions hépatiques, le lien entre l'extrait d'Agaricus blazei et les lésions hépatiques a été suggéré.

D'un autre côté, l'étude sur l'absorption des ABM chez les patients atteints d'une infection chronique par le virus de l'hépatite C réalisée par Grinde et al. n'a montré aucun effet secondaire sur la fonction hépatique. Les patients de cette étude ont été traités avec l'extrait d'AndoSan ABM, qui a prouvé ses propriétés non hépatotoxiques!

De plus, la prise d'ABM sous forme d'AndoSan a été testée chez des volontaires sains et des patients atteints de maladies inflammatoires de l'intestin (MII). Une dose quotidienne standardisée de 60 ml d'extrait ABM pendant 12 jours, ainsi qu'une dose quotidienne élevée de 360 ml pendant deux jours ont été évaluées dans le contexte de la sécurité. Les données recueillies n'ont révélé aucun effet pathologique sur les paramètres hématologiques, y compris ceux concernant la fonction hépatique, pancréatique et rénale. Cela a été récemment confirmé chez des patients atteints de MII (colite ulcéreuse et maladie de Crohn) (manuscrit soumis par Forland et al) qui ont ingéré AndoSan pendant 2 semaines.

TYPES DE CHAMPIGNONS

Champignons Blancs:

Les champignons blancs, comme tous les champignons, poussent à partir de spores microscopiques et non de graines. Les plantes qui poussent à partir de spores sont appelées champignons. Un champignon mature donnera jusqu'à 16 milliards de spores. Les spores doivent être collectées dans l'environnement presque stérile d'un laboratoire, puis utilisées pour inoculer des graines ou des graines afin de produire un produit appelé frai (l'équivalent de semence de l'agriculteur).

Parce que les champignons n'ont pas de chlorophylle, ils doivent obtenir tous leurs nutriments à partir de la matière organique dans leur milieu de culture. Le milieu, appelé compost, est scientifiquement formulé de divers matériaux tels que la paille, les épis de maïs, les coques de graines de coton et de graines de cacao, les suppléments de gypse et d'azote. La préparation du compost prend une à deux semaines. Ensuite, il est pasteurisé et placé dans de grands plateaux ou des lits.

Ensuite, le frai est travaillé dans le compost et la culture a lieu dans des maisons spécialement construites où les agriculteurs peuvent réguler les aspects cruciaux de la chaleur et de l'humidité. En deux à trois semaines, le compost se remplit de la structure racinaire du champignon, un réseau de filaments blancs en dentelle appelés mycélium. À ce stade, une couche de tourbe pasteurisée est étalée sur le compost. La température du compost et l'humidité de la pièce doivent être soigneusement contrôlées pour que le mycélium se développe complètement.

Finalement, de minuscules protubérances blanches se forment sur le mycélium et poussent à travers la mousse de tourbe. Les agriculteurs écaillent cet épinglage. Les épingles continuent de croître, devenant les calottes de champignons, qui sont en réalité le fruit de la plante, tout comme une tomate est le fruit d'une plante de tomate. Il faut 17 à 25 jours pour produire des champignons mûrs après l'application de la mousse de tourbe. La taille n'est pas une indication de maturité dans les champignons. Parfaitement mûrs, ils vont des petits boutons aux grands bouchons. Chaque récolte est récoltée sur une période de plusieurs semaines, puis la maison est vidée et stérilisée à la vapeur avant que le processus ne recommence. Le compost restant est recyclé pour le terreau. Les champignons récoltés sont placés dans des chariots, réfrigérés puis emballés et expédiés rapidement aux supermarchés, aux entreprises de transformation des aliments et aux restaurants. L'ensemble du processus à partir du moment où l'agriculteur commence à préparer le compost jusqu'à ce que les champignons soient récoltés et expédiés au marché prend environ quatre mois.

Champignons Crimini

Les champignons Crimini sont cultivés et récoltés de la même manière que le champignon blanc. La raison pour laquelle ils ont une couleur plus foncée et une texture légèrement plus dense est qu'ils proviennent d'une souche de spores différente.

Champignons de Paris:

Les champignons de Paris sont aussi cultivés comme les champignons blancs. En fait, le champignon de Paris est un crimini mature. Il est généralement de trois à sept jours plus vieux que le Crimini lorsqu'il est récolté. En raison de leur période de croissance plus longue, les champignons de Paris développent des bouchons beaucoup plus grands, allant jusqu'à six pouces de diamètre.

Pleurote en huître:

Les Pleurote en huître, comme les autres champignons, sont cultivés dans des champignonnières, mais ils nécessitent un peu plus d'humidité et d'air frais que la variété blanche. Ils poussent bien sur une gamme de produits agricoles et déchets de bois, y compris les copeaux de bois dur, les pailles de céréales hachées ou les épis de maïs. Après que le milieu de culture est pasteurisé et refroidi, il est inoculé; c'est-à-dire mélangé avec le frai et emballé dans de longs sacs en plastique de forme tubulaire. Des trous sont percés dans les sacs pour permettre au mycélium de respirer et les sacs sont suspendus ou placés sur des supports dans les salles de culture. Après environ 14 jours, les champignons apparaissent à travers les trous et peuvent être récoltés. Si la paille est utilisée comme substrat de croissance, le substrat peut être utilisé comme engrais après la production de champignons.

Champignons Shiitake

Les champignons Shiitake étaient à l'origine cultivés sur des bûches de chêne naturelles, un processus qui a pris deux à quatre ans avant que le mycélium colonise suffisamment le bois pour produire des fruits. Les shiitakes ont été récoltés sur une base saisonnière (printemps et automne) pendant environ six ans. Maintenant, cependant, la sciure de chêne est emballée dans des sacs en polyéthylène, stérilisée, inoculée avec le frai et placée dans des chambres à environnement contrôlé. Ces «grumes» artificielles produisent des shiitakes en sept semaines. Le processus total, de la ponte à la fin de la récolte, prend environ quatre mois par rapport au cycle de six ans sur les grumes naturelles.

Champignon Enoki:

La technologie actuelle utilise des systèmes automatisés pour remplir les bouteilles en plastique avec des granulés de maïs moulus habituellement moulus avec d'autres ingrédients tels que le son de blé et le tourteau de soja. Les bouteilles sont stérilisées, inoculées avec la culture de champignons et placées dans des maisons de culture. Lorsque le substrat est entièrement colonisé avec du mycélium, les bouteilles sont déplacées vers une zone où un collier en plastique est attaché à l'embouchure de la bouteille. Ce collier guide les champignons en formation pour qu'ils poussent tout droit vers le haut afin de contrôler le dioxyde de carbone, les enokis nécessitent un environnement plus froid, 45 degrés, comparé aux températures de croissance d'environ 60 degrés, exigées par d'autres variétés. Après environ 90 jours, les champignons sont récoltés.

Les colliers sont enlevés, les Enokis arrachés du goulot et généralement emballés dans des sacs sous film rétractable. Le substrat restant est recyclé, car les enokis ne produisent qu'un seul ensemble de fructifications par culture.

Champignons de hêtre:

À certains égards, la culture des champignons de hêtre est semblable à la croissance des enokis. Les bouteilles en plastique sont stérilisées, inoculées avec une culture de champignons, puis placées dans des maisons de croissance pour permettre au substrat de coloniser avec le mycélium. Cependant, les hêtres exigent une température de 60 à 64 degrés pour que la culture se développe complètement. Il faut environ 100 jours pour produire une culture mature. Ensuite, les champignons sont récoltés et emballés pour la vente. Étant donné que les hêtres ne produisent qu'un seul ensemble de fructifications par culture, le reste du substrat est recyclé pour les produits agroalimentaires.

Champignons Maitaké

Le maitaké cultivé commence comme une «culture» de champignon, un morceau de tissu de champignon cultivé sur des médias stériles spéciaux dans une boîte de Pétri dans un laboratoire. La culture est utilisée pour faire des champignons - une série d'étapes pour faire beaucoup de tissu de champignons d'un peu. Le frai de champignon est utilisé pour inoculer des rondins de production de maitake, qui sont faits de sciure de bois additionnée de sous-produits de grains tels que le son. Les bûches passent par une "course de frai" où le frai de champignons colonise la sciure de bois et les complète et les mélange ensemble dans une masse solide. Cela prend environ 30 jours. Les bûches sont incubées dans des champignonnières spéciales avec une température, une humidité et un flux d'air soigneusement contrôlés.

Une fois que les bûches commencent à épingler (les petits champignons commencent à se former), les bûches sont déplacées dans des maisons de «fructification» qui sont également très soigneusement contrôlées pour fournir le meilleur environnement pour la formation des champignons. Comme le champignon enoki, le maitake ne produit qu'une seule fois, puis le substrat est recyclé en produits agroalimentaires. L'ensemble du processus du laboratoire à a table prend de 10 à 14 semaines.

GUIDE POUR LES CHAMPIGNONS

Avec leurs formes étranges et leurs environnements de croissance sombres et humides, les champignons semblent parfois entourés d'un voile de mystère. Parce qu'ils se propagent à travers les spores au lieu de graines, certaines variétés sont difficiles à cultiver commercialement et ne peuvent être butinées que dans la nature. C'est un travail qu'il vaut mieux laisser aux professionnels, car de nombreux types de champignons sont non comestibles et, dans certains cas, même toxiques.

Notez: Ce guide n'est pas destiné à être une source faisant autorité pour la recherche de nourriture dans la nature.

Riche en fibres et en vitamines, les champignons sont également sans gras ni cholestérol. Ils sont populaires dans le monde entier en raison de leur polyvalence ainsi que de leur texture et de leur poids semblables à la viande. Pour voir quand ces produits peuvent être en saison sur le marché des producteurs locaux, consultez notre carte interactive des ingrédients saisonniers. Si vous avez de la difficulté à obtenir certaines variétés dans votre épicerie locale ou des magasins spécialisés, essayez une source en ligne comme Far West Fungi.

Champignon de Paris

Noms alternatifs: Portobella, champignon de terrain, champignon ouvert

Caractéristiques: Commun dans la cuisine italienne, les portobellos denses et riches donnent de la profondeur aux sauces et aux pâtes et font un excellent substitut de viande. Leurs grandes capsules sont parfaites pour mariner et griller. Quand les portabellos sont jeunes et petits, ils s'appellent criminis.

Pleurote en huître

Noms alternatifs: Huître d'arbre, ailes d'ange, pleurotte en huître, champignon d'ormeau, shimeji

Caractéristiques: Bien que ceux-ci peuvent être trouvés dans la nature, poussant sur les côtés des arbres, ceux que vous trouverez dans le magasin ou sur un menu sont très probablement cultivés. Comme leurs homonymes, ils sont de couleur blanchâtre et en forme d'éventail, et possèdent une odeur et une saveur délicates. Les champignons pleurotes se retrouvent dans de nombreux plats japonais et chinois tels que les soupes et les sautés.

Les poules des bois

Noms alternatifs: Maitake, champignon de tête de mouton, tête de bélier, kumotake

Caractéristiques: De loin, ce champignon peut ressembler à une tête de chou. Cultivés, ainsi que trouvés dans les bois, les poules des bois sont souvent vendus en grappes avec leurs coiffes douces et plumeuses qui se chevauchent. Ce champignon a un arôme terreux et un goût de gamy, et est originaire du nord-ouest des États-Unis et du Japon, où il est connu sous le nom de maitake ("champignons dansants").

Champignons Bouton Blancs Shiitake

Noms alternatifs: Shitake, forêt noire, hiver noir, chêne brun, noir chinois, champignon noir, noir oriental, champignon forestier, chêne doré, Donko

Caractéristiques: En japonais, shiitake signifie "champignon de chêne", qui décrit où les champignons peuvent être trouvés dans la nature. Ces jours-ci, cependant, la plupart des shiitakes sont cultivés. Ils sont mieux identifiés par leurs chapeaux, qui se courbent sous si légèrement. Les shiitakes frais ont une saveur et un arôme boisés légers, tandis que leurs homologues séchés sont plus intenses.

Crimino (crimini, pl.)

Noms alternatifs: Cremini, baby bellas, italien doré, romain, brun classique, brun italien, champignon marron

Caractéristiques: Un crimino est un jeune portobello. Bien que le crimino soit plus foncé, plus ferme et plus savoureux que son cousin le champignon blanc, les deux peuvent être utilisés de façon interchangeable. De plus en plus, les détaillants qui espèrent tirer parti de la popularité des portabellos vendent des champignons crimini en tant que «baby bellas». Crimini, champignons Crimino

Bouton blanc

Noms alternatifs: champignon de table, champignon cultivé, bouton, champignon (de Paris)

Caractéristiques: Moins intensément aromatisé que beaucoup de ses parents les plus exotiques, le bouton blanc est le plus omniprésent des champignons aux États-Unis. Il peut être consommé cru ou cuit, et fonctionne bien dans les soupes et les salades, et sur les pizzas. En France, les champignons de Paris sont appelés champignons.

Champignon de Chanterelle

Noms alternatifs: Chanterelle dorée (jaune), champignon d'œuf, girolle (girole), Pfifferling

Caractéristiques: Semblable à une trompette, avec une dépression au centre de son chapeau, la chanterelle est l'un des champignons sauvages les plus populaires. (Parce qu'ils sont notoirement difficiles à cultiver, les chanterelles sont généralement recherchées dans la nature.) Charnus et fermes, ils sont décrits comme ayant un parfum d'abricot. Ils sont communs dans de nombreuses cuisines européennes, notamment françaises et autrichiennes, et sont également originaires des États-Unis.

Porcini, Champignons Porcino

Noms alternatifs: Cepe (cep), bolete, roi bolete, borowik, champignon polonais, Steinpilz, stensopp, cèpe

Caractéristiques: Légèrement brun rougeâtre, les porcinis sont l'un des champignons sauvages les plus prisés, recherchés pour leur texture lisse et leur saveur aromatique et boisée. Ils sont populaires en Italie, ainsi qu'en France, où ils s'appellent des cèpes. Les porcinis frais ne sont pas aussi faciles à repérer aux États-Unis, mais ceux qui sont séchés sont facilement reconstitués en les trempant dans de l'eau chaude.

LE CHAMPIGNON AGARICUS MÉDICINAL

Le champignon Agaricus est originaire du Brésil, dans les montagnes 130 km à l'ouest de Sao Paulo, où l'Agaricus blazei est appelé Cogumelo de Deus ou «champignon de Dieu». Les habitants de la région où l'Agaricus blazei a été trouvé ont souffert de moins de maladies et ont vécu jusqu'à un âge plus avancé.

Andrew Weil a déclaré ce qui suit d'Agaricus brasiliensis / blazei): contient des bêta-glucanes, un groupe de polysaccharides (sucres complexes), considérés comme les composés responsables de ses effets stimulant le système immunitaire. Les oncologues au Japon et au Brésil utilisent l'Agaricus dans leurs protocoles de traitement.

LE CHAMPIGNON AGARICUS À L'ŒUVRE

Des études scientifiques ont confirmé qu'Agaricus aide à prolonger la vie, garder votre corps plus jeune et a un effet positif sur le métabolisme et la digestion.

1. L'Agaricus bloque la production de l'enzyme aromatase nécessaire à la biosynthèse des œstrogènes. Les œstrogènes sont liés à des cancers hormono-dépendants tels que la prostate et le cancer du sein.

2. En ce qui concerne les effets thérapeutiques, l'Agaricus aurait des propriétés antioxydantes, antiallergiques et antitumorales, tout en améliorant le système immunitaire et en luttant contre le diabète, l'hépatite et les infections.

3. Agaricus contient de nombreux polysaccharides, y compris le bêta-glucane.

4. Le champignon Agaricus est également la forme absorbable la plus facile (faible poids moléculaire) et la forme la plus active de bêta-glucane de tous les champignons.

5. L'Agaricus a probablement environ 500 ingrédients actifs, y compris le glucomannane, le complexe d'acides aminés d'ARN, le beta- (l-3) -D-glucane, le beta- (l-4) -a-d-glucane, le beta- (l-6) -D-glucane, l'ergostérol (pro Vit. D2), ergocalciférol (Vit. D2), le pyroglutamate de sodium et les 3 enzymes digestives amylase (amidon), trypsine (protéines), protéase (protéines) ainsi que l'enzyme tyrosinase (nécessaire à la production de mélanine pour protéger notre matériel génétique des rayons UV).

6. Le champignon contient également 4 types de chitine (chitine-glucane, chitine brute, chitine fongique et chitine fongique brute).

L'importance de la vitamine D

Une vitamine D saine en fait, il y a trop d'avantages à nommer, étant donné que tous nos systèmes sont liés. Une carence en une substance essentielle entraînera des problèmes de santé dans de nombreux domaines, sinon dans tous. L'inverse est également vrai et l'apport suffisant d'une substance essentielle assurera une bonne santé dans de nombreuses zones, sinon dans toutes.

- Vit. D aide l'absorption du calcium de l'intestin
- Vit. D favorise la rétention et l'absorption du calcium dans les os
- Vit. D améliore la régulation de la multiplication cellulaire
- Vit. D augmente la réponse immunitaire du corps
- Vit. D aide, avec l'activité physique, à prévenir l'ostéoporose
- Vit. D aide à prévenir le cancer de la prostate
- Vit. D aide à prévenir le cancer du sein
- Vit. D aide à prévenir les maladies cardiovasculaires
- Vit. D aide à prévenir le diabète de type 2

Champignons en Médecine

L'une des nouvelles choses à rebondir dans la médecine est l'étude et l'utilisation des champignons pour atteindre une santé optimale. Les études ont commencé en Asie, et font maintenant leur chemin en Occident. Les médecins suggèrent plusieurs types de suppléments de champignons aux patients pour toutes sortes de raisons médicales. Lisez la suite pour voir ce que les suppléments de champignons peuvent faire pour la santé, et si vous pourriez être quelqu'un qui pourrait bénéficier de l'utilisation.

Les champignons ont généralement des propriétés qui aident à renforcer votre système immunitaire pour prévenir les maladies. Des études ont prouvé que beaucoup ont également la capacité d'inhiber la croissance tumorale et de réduire les niveaux de glucose sanguin, ainsi que possèdent une activité anti-pathogène. Certaines classes de champignons apportent un bénéfice supplémentaire à d'autres processus pathologiques.

Les champignons avec l'extrait de Cordyceps sont bénéfiques pour un certain nombre de maladies. L'extrait est très utile pour aider les personnes souffrant d'asthme à réduire leur consommation d'inhalateurs. On pense également qu'il a un effet antidépresseur, augmente la sensibilité à l'insuline chez les personnes atteintes de diabète sucré de type 2 et protège le foie contre les dommages.

Bien qu'il faille trois à quatre mois pour voir des changements drastiques, 1 600 milligrammes par jour d'un supplément de Red Reishi réduiraient le cholestérol de 30 à 40%. Il a également été prouvé qu'il améliore la santé du foie en général, ainsi que l'immunité. Les patients prenant des suppléments Red Reishi montrent une circulation améliorée, en plus.

Coriolus est le champignon à choisir pour les suppléments pris par les patients atteints de cancer. Deux à trois mille milligrammes par jour d'un supplément de Coriolus a montré pour offrir un contrôle accru de la tumeur et le taux de survie. Le supplément fonctionne très bien dans les cancers du côlon, du poumon, du sein et de l'estomac.

Les champignons Maitake et Agaricus blazei sont tous deux considérés à des fins anti-tumorales et immunitaires. Une dose de huit cents milligrammes est recommandée à la fois quand il s'agit d'une immunité accrue, et deux mille à trois mille milligrammes pour contrôler les tumeurs.

Rappelez-vous, bien que chaque type de supplément, ait son dosage suggéré, tous les suppléments de champignons doivent généralement être pris deux fois par jour, une fois le matin et une fois la nuit. Ces suppléments sont mieux absorbés et plus efficaces lorsqu'ils sont pris à jeun, une demi-heure avant les repas.

Comme toujours, parlez à votre médecin avant de commencer à prendre un nouveau supplément. Lorsque vous envisagez d'acheter, il est important de garantir la puissance des extraits dans le produit que vous achetez sont des niveaux sûrs. Il est également essentiel de s'assurer que vous achetez un produit composé d'extraits réels et non d'un faux ingrédient synthétisé. Votre médecin peut discuter avec vous du supplément qui vous convient le mieux, et recommander ou prescrire un nom de marque bénéfique.

L'Extrait de Champignon ABM est un Médicament Puissant

Dans les années soixante, des chercheurs ont visité la région de Sao Paulo, au Brésil, et découvert que le taux de longévité était disproportionné. Les gens étaient en très bonne santé et vivaient bien au-delà de 100 ans. Leur secret était le simple champignon ABM, Agaricus Blazei Murill.

Le champignon ABM est le plus fort des champignons médicinaux. Il regorge de bêta-glucanes, d'acide linoléique, de vitamines (en particulier de vitamine D), de minéraux, d'antioxydants, d'acides aminés et d'enzymes digestives - un total de 192 nutriments qui en font un adaptogène très puissant pour l'homéostasie.

Extrait de champignon ABM est utilisé pour réguler le système immunitaire et promouvoir les mécanismes naturels pour lutter contre les maladies infectieuses et les cancers. La plupart des recherches là-dessus ont été faites sur le cancer. L'ABM stimule la production de cellules T lymphocytaires et auxiliaires et stimule l'activité cellulaire NK (tueuse naturelle). Les polysaccharides contenus dans ABM stimulent la production d'interféron et d'interleukine qui agissent indirectement pour détruire et empêcher la prolifération des cellules cancéreuses. En outre, ABM est un agent antiviral, antibactérien et antifongique très puissant.

Des études japonaises ont montré que l'ABM était 80% plus efficace que le médicament anticancéreux le plus vendu au Japon, PSK. Il contient des niveaux beaucoup plus élevés de nutriments et de régulateurs du système immunitaire que les champignons Maitake, Shiitake et Reishi.

L'ABM est un complément bienvenu au traitement alternatif du cancer car il soutient le foie qui a un grand travail de désintoxication à faire pendant la chimiothérapie. Son soutien nutritionnel compense la cachexie, la perte de poids et le muscle que les patients atteints de cancer débilités éprouvent.

Ne vous laissez pas berner par des imitations moins chères. Les Japonais ont essayé de faire pousser ce champignon, les Chinois ont essayé, mais ça ne se passe pas bien hors de son environnement natal; il perd sa puissance. Les champignons des terres polluées concentrent les métaux lourds. Les champignons ABM de premier ordre, à usage médicinal poussent mieux dans le paysage ensoleillé et non pollué de la forêt tropicale brésilienne. L'extrait qui en résulte n'est pas bon marché en raison de la demande supérieure à l'offre, et il demande beaucoup de main-d'œuvre.

«Une fois que les champignons sont sortis du sol, vous avez environ trois heures pour les cueillir», a déclaré Kristina Okuda, seule importatrice d'extrait de champignon biologique ABM brésilien en Arizona. "Si les bouchons commencent à se retourner, ils sont inutiles. Vous devez les ramasser rapidement et les sécher à l'air. Si vous les congelez, vous tuez les polysaccharides. L'extrait doit être conservé dans une teinture alcoolique, pas de glycérine."

Okuda a grandi au Brésil et a établi une relation avec un cultivateur de confiance il y a environ six ans après qu'elle a voulu l'extrait pour elle-même pour traiter son cancer de l'ovaire. "J'ai depuis traité avec un certain nombre de personnes atteintes de cancer de stade 4 que les docteurs réguliers avaient abandonné", a-t-elle dit. "Le champignon active leur système immunitaire et les réanime, puis ils peuvent faire de la thérapie de potentialisation de l'insuline (IPT) ou d'autres traitements contre le cancer."

L'extrait de champignon ABM est un aliment biologique complet. Il est également utilisé avec les maladies auto-immunes, car il est un modulateur du système immunitaire, ce qui signifie qu'il atténuera un système immunitaire trop actif.

AGARICUS ET HÉPATITE

Le foie est l'un des organes les plus importants de notre corps, nécessaire à la survie. Jusqu'à aujourd'hui il n'y a pas de bonne méthode pour compenser l'insuffisance hépatique, le traitement est coûteux et la transplantation hépatique n'est pas toujours disponible.

Virus de l'hépatite

Environ 2 milliards de personnes dans le monde ont été infectées par le virus de l'hépatite B, qui est 50 à 100 fois plus contagieux que le VIH; et environ 600 000 personnes meurent chaque année en raison des conséquences aiguës ou chroniques de la maladie. Dans le cas de l'hépatite C, environ 270 à 300 millions de personnes dans le monde sont infectées - et 50% d'entre elles ne répondent à aucun traitement.

Le foie a un double apport sanguin unique, provenant de l'artère hépatique et de la veine porte. Sans aucun doute, nous pouvons dire que cet organe joue un rôle central dans le métabolisme et de nombreuses autres fonctions du corps, comme le stockage du glycogène, la synthèse des protéines sanguines, exemple : le fibrinogène, important dans la coagulation normale, la synthèse des hormones, la détoxication dans les produits alimentaires ou microbiens et aussi la production de bile - un composé alcalin nécessaire à la digestion des lipides.

Considérant toutes les fonctions spéciales du foie et sa localisation anatomique, il est fréquemment exposé à une charge importante d'antigène intestinal comprenant des pathogènes (virus, bactéries, parasites), des toxines, des cellules tumorales et des antigènes alimentaires inoffensifs (Mowat 2003) 1.

Bien sûr, le foie a des capacités mythologiques pour se régénérer mais dans certains cas dangereux, cet organe peut être sérieusement endommagé. Les statistiques et les données épidémiologiques indiquent que, sauf en cas de surdosage d'alcool et de drogue, les principales causes de lésions hépatiques sont les infections virales dues à l'hépatite, en particulier les formes B (VHB) et C (VHC).

L'hépatite - un problème de santé mondial.

Selon l'Organisation Mondiale de la Santé, environ 2 milliards de personnes ont été infectées par le VHB et environ 350 millions vivent avec une infection chronique. On estime que 600 000 personnes meurent chaque année en raison des conséquences aiguës ou chroniques de l'hépatite B.

Dans la civilisation occidentale, la vaccination contre le VHB est offerte aux professionnels de la santé et à la police qui sont exposés à des personnes atteintes d'hépatite. Il est important de savoir que cette vaccination n'est efficace que pour environ 95% de la population et que le niveau de protection des anticorps diminue avec l'âge. Bien que l'hépatite B soit endémique en Chine et dans d'autres parties de l'Asie (8% à 10% de la population adulte est infectée), environ 1% de la population d'Europe occidentale et d'Amérique du Nord est chroniquement infectée.

Un autre virus très dangereux pour le foie est l'hépatite C en raison de son absence de symptômes pendant une longue période. Le VHC est une forme majeure d'hépatite et similaire à l'hépatite B parce que les deux sont transmis sexuellement et par le sang et conduisent à une maladie hépatique chronique: cirrhose et cancer du foie (50-76% de tous les cas de cancer du foie). Environ 180 millions de personnes sont infectées de façon chronique et chaque année entre 3 et 4 millions de personnes sont nouvellement contaminées. Contrairement au VHB, il n'y a toujours pas de vaccin disponible pour prévenir l'hépatite C.

Et le traitement de l'hépatite chronique B/C est coûteux.

Selon les pays et le développement des systèmes de soins de santé, le traitement pourrait se limiter au maintien du confort et à un équilibre nutritionnel adéquat pour aider à remplacer les liquides perdus par les vomissements et la diarrhée. Dans les pays en développement, l'hépatite B chronique peut être traitée avec des médicaments très coûteux comme l'interféron alpha et les agents antiviraux (ribavirine), qui ne sont efficaces que chez certains patients (l'interféron associé à la ribavirine est efficace chez environ 30% à 50% des patients dans le traitement du VHC).

Autres méthodes de traitement de l'hépatite, Il est très important de ne pas exclure un traitement médical conventionnel contre l'hépatite en échange d'une thérapie alternative non éprouvée. Bien sûr, cela s'applique également au traitement d'autres maladies. Dans cet article, nous voulons présenter et approcher un nouveau candidat prometteur dans le traitement complémentaire de l'hépatite - Agaricus blazei Murill (AbM).

Les premiers enregistrements d'Agaricus utilisé pour soigner l'hépatite ont des racines légendaires. Il ne fait aucun doute que ce fait a poussé Inuzuka (2002) 3 et ses collègues à tester l'extrait d'Agaricus dans le traitement de l'hépatite C. Les données préliminaires ont montré des effets cliniques du liquide condensé d'A. Blazei chez des volontaires humains avec une activité élevée d'y-glutamic-pyruvate transaminase (y-GTP), un marqueur de lésion hépatique. Au total, 20 patients (dont la moitié étaient des hommes) atteints d'hépatite chronique de type C ont reçu l'extrait par voie orale, deux fois par jour, pendant 8 semaines. Des niveaux réduits de sérum y-GTP ont été établis chez 80% des patients sans aucun résultat toxicologique ou d'autres effets secondaires. Il a été conclu à partir de ces résultats que l'extrait AbM pourrait être utile pour les patients présentant une hépatopathie légère telle que l'hépatite de type C.

Hsu (2008) 4 et ses collègues pendant l'étude pilote ouverte de 1ère année visant à observer si l'extrait AbM peut améliorer la fonction hépatique chez les patients atteints d'hépatite B. Quatre patients sous 12 mois d'observation clinique avec alanine aminotransférase (ALT) sur 100 IU / L et ne prenant pas de médicaments pour l'hépatite ont été donnés l'extrait AbM (1500 mg par jour pendant 12 mois). Le niveau d'ALT a été pris comme une mesure de résultat majeur. A la fin de l'étude, le taux principal d'aspartate aminotransférase (AST) et d'ALT est passé de 246,0 (+/- écart type (SD) 138,9) à 61,3 (+/- écart-type 32,6) IU /

L et 151,0 (+/- SD 86,9) à 46,1 (+/- SD 22,5) UI / L, respectivement. Ces données ont indiqué le bénéfice potentiel de l'extrait d'AbM dans la normalisation de la fonction hépatique des patients atteints d'hépatite B, mais des études contrôlées avec des échantillons plus importants devraient être effectuées à l'avenir.

Dans d'autres études, un effet in vivo possible d'AbM pris par voie orale a été examiné chez des patients atteints d'une infection par le virus de l'hépatite C chronique résistante à l'IFN-a. Il a été observé que la charge virale était légèrement, mais pas significativement, diminuée après 1 semaine de traitement. Le traitement semblait également réguler à la hausse le gène de l'IFN-a-récepteur. Des études supplémentaires examinant la prise d'AbM combinée à un traitement régulier par IFN-a seraient donc intéressantes. Ainsi, ABM peut améliorer l'effet du traitement alpha IFN chez les patients atteints d'hépatite chronique.

Wang et al. ont noté un rôle potentiel d'Agaricus dans le traitement de l'hépatite chronique. (1993) et les données ont été publiées sur un site Web. Ils ont rapporté qu'une administration quotidienne de 20 mg d'Agaricus blazei Murrill entraînait divers effets, y compris une amélioration de la fonction hépatique et un index négatif de l'activité virale chez les patients atteints d'hépatite chronique.

Le groupe expérimental (10 patients) a pris Agaricus blazei Murrill et un groupe contrôlé (10 patients) a reçu un traitement ordinaire seulement. Le résultat a été comparé 3 mois plus tard et il a été confirmé que l'effet du traitement sur le groupe expérimental était significatif chez 2 et efficace chez 8 individus, alors que l'effet sur le groupe contrôle était significatif seulement chez 1, efficace chez 6 et inefficace chez 3. Chacun des paramètres mesurables comme le niveau de GOT (transaminase glutamique oxaloacétique) et GPT (transaminase glutamique-pyruvique), l'acide biliaire conjonctif, la protéine de fer sérique, la bilirubine totale et les valeurs de prothrombine du groupe expérimental ont indiqué l'efficacité remarquable du champignon dans le maintien de la fonction hépatique dans l'ordre.

AVANTAGES D'AGARICUS BLAZEI

Les avantages pour la santé des champignons comprennent un soulagement des taux élevés de cholestérol, le cancer du sein, le cancer de la prostate et le diabète. Il contribue également à la perte de poids et augmente la force de votre système immunitaire.

Presque nous tous connaissons les champignons et leurs pouvoirs bénéfiques miraculeux. Particulièrement ceux qui ont lu ou entendu beaucoup de contes de fées comme Alice au Pays des Merveilles, Three Bears and a baby ou même ceux qui ont joué au jeu vidéo Super Mario Brothers.

Vous avez probablement vu des champignons rendent quelqu'un plus grand ou agir comme un bouclier contre un monstre dangereux. Ce ne sont pas seulement des références de culture populaire, ce sont en fait des représentations symboliques des bienfaits réels pour la santé des champignons. Ils peuvent vraiment vous faire grandir et vous protéger contre les maladies et les infections, car ils sont pleins de protéines, de vitamines, de minéraux, d'acides aminés, d'antibiotiques et d'antioxydants.

Les champignons sont des champignons comestibles avec divers noms scientifiques, mais le nom de famille est "Agaricus", et il y a beaucoup de noms secondaires pour différentes espèces. Ce sont essentiellement des Saprophytes, les organismes (plantes sans chlorophylle) qui prospèrent en extrayant les éléments nutritifs des matières végétales et animales mortes et en décomposition. Ils varient considérablement dans leur couleur, texture, forme et propriétés.

Il y a environ 140 000 espèces de moisissures qui forment de champignon dans le monde, mais la science n'en connaît que 10%, alors que seulement 100 espèces sont étudiées pour leurs bénéfices potentiels pour la santé et leurs applications médicinales. Certains des avantages les plus connus sont expliqués ci-dessous.

Niveaux de Cholestérol:

Les champignons eux-mêmes vous fournissent des protéines maigres, car ils n'ont pas de cholestérol ou de graisse et sont très faibles en glucides. La fibre et certaines enzymes dans les champignons aident également à abaisser le taux de cholestérol. De plus, la teneur élevée en protéines maigres qui y est contenue aide à brûler le cholestérol lorsqu'ils sont digérés. Équilibrer les niveaux de cholestérol entre le cholestérol LDL («mauvais» cholestérol) et le HDL («bon» cholestérol) est essentiel dans la prévention de diverses maladies cardiovasculaires comme l'artériosclérose, les crises cardiaques et les accidents vasculaires cérébraux.

Anémie:

Les patients anémiques sont caractérisés par de faibles niveaux de fer dans le sang, ce qui entraîne de la fatigue, des maux de tête, une diminution de la fonction neuronale et des problèmes digestifs. Les champignons sont une bonne source de fer, et plus de 90% de la valeur nutritive du fer peut être absorbée par le corps, ce qui favorise la formation de globules rouges et maintient les gens en bonne santé et fonctionnant à leur plein potentiel.

Cancer du Sein et Cancer de la Prostate

Les champignons sont très efficaces dans la prévention du cancer du sein et de la prostate en raison de la présence significative de bêta-glucanes et d'acide linoléique conjugué, qui ont tous deux des effets anti-cancérigènes. De ces deux, l'acide linoléique est particulièrement utile dans la suppression des effets nocifs de l'excès d'œstrogène. Cette augmentation des œstrogènes est l'une des principales causes de cancer du sein chez les femmes après la ménopause. Les bêta-glucanes, d'autre part, inhibent la croissance des cellules cancéreuses dans les cas de cancer de la prostate, et de nombreuses études ont montré les propriétés antitumorales des champignons lorsqu'il est appliqué en médecine.

Diabète aux champignons:

Les champignons sont un régime idéal à faible énergie pour les diabétiques. Ils n'ont pas de graisses, pas de cholestérol, de très faibles niveaux de glucides, une teneur élevée en protéines et une richesse en vitamines et minéraux. Ils contiennent également beaucoup d'eau et de fibres. En outre, ils contiennent de l'insuline naturelle et des enzymes qui aident à décomposer le sucre ou l'amidon dans les aliments. Ils sont également connus pour contenir certains composés qui aident au bon fonctionnement du foie, du pancréas et d'autres glandes endocrines, favorisant ainsi la formation d'insuline et sa régulation appropriée dans tout le corps. Les diabétiques souffrent souvent d'infections, en particulier dans leurs membres, qui ont tendance à persister pendant de longues périodes. Les antibiotiques naturels dans les champignons peuvent aider à protéger les diabétiques de ces conditions douloureuses et potentiellement mortelles.

Santé des os:

Les champignons sont une riche source de calcium, qui est un nutriment essentiel dans la formation et la solidité des os. Un apport régulier de calcium dans l'alimentation peut réduire vos risques de développer des maladies comme l'ostéoporose et peut également réduire les douleurs articulaires et le manque général de mobilité associé à la dégradation osseuse.

Absorption des éléments nutritifs:

La vitamine D est une vitamine relativement rare à trouver dans les légumes, et en fait, les formes comestibles en général ne sont pas particulièrement fréquentes. Cependant, les champignons l'ont, et cette vitamine essentielle peut faciliter l'absorption et le métabolisme du calcium et du phosphore. Ils contiennent également des niveaux de ces deux nutriments, de sorte que les effets combinés de tous ces nutriments dans une source puissante, les champignons, est une bonne idée de les manger autant que possible.

Force du Système Immunitaire:

L'ergothionéine, un puissant antioxydant présent dans les champignons, est très efficace pour protéger des radicaux libres et stimuler le système immunitaire. Il s'agit en fait d'un acide aminé qui contient du soufre, ce qui est une déficience chez de nombreuses personnes, même si elles ne le savent pas ou ne voient pas ses effets. Cela étant dit, la présence de ce «maître antioxydant» unique aux champignons peut vous donner un coup de pouce majeur à la santé du système immunitaire. Il aide à éliminer les radicaux libres, qui sont les composés dangereux qui sont libérés au cours des processus métaboliques des cellules, et peuvent flotter dans tout le corps et causer des dommages et maladies importants, donc les antioxydants, comme l'ergothionéine, sont des éléments essentiels pour la santé.

Les champignons contiennent des antibiotiques naturels (similaires à la pénicilline, elle-même extraite des champignons), qui inhibent la croissance microbienne et d'autres infections fongiques. Ces mêmes polysaccharides, les bêta-glucanes, peuvent stimuler et réguler le système immunitaire de l'organisme. Ils peuvent aussi aider à guérir les ulcères et les plaies ulcéreuses et les protéger contre les infections. La bonne combinaison de vitamines A, de vitamines de complexe-B et de vitamine C renforce le système immunitaire.

L'hypertension:

Les études de divers types de champignons, y compris les champignons shitake et maitake, ont montré qu'ils sont riches en potassium. Le potassium agit comme un vasodilatateur, détend la tension dans les vaisseaux sanguins et réduit ainsi la tension artérielle.

L'hypertension artérielle est liée à un certain nombre de conditions mortelles, en particulier les crises cardiaques et les accidents vasculaires cérébraux. Le potassium augmente également la fonction cognitive, car l'augmentation du flux sanguin et de l'oxygène vers le cerveau stimule l'activité neuronale. Des études ont montré que des niveaux accrus de potassium améliorent la mémorisation et la rétention des connaissances.

Contenu de Cuivre:

Le cuivre a un certain nombre d'effets bénéfiques sur le corps, et peut être trouvé dans les champignons. Le cuivre peut réguler et stimuler l'absorption du fer par les aliments, et l'utiliser correctement en le libérant des principaux points de stockage dans le corps comme le foie. Les champignons ont également des niveaux élevés de fer, de sorte que les deux travaillent ensemble pour la santé des os et la prévention de l'anémie.

Contenu de sélénium:

La teneur en sélénium dans les champignons est l'un des éléments les plus bénéfiques qui est souvent négligé. La principale source de sélénium est dans les protéines animales; cependant, en raison de leur classification en tant que champignons qui se nourrissent de matières animales et végétales, les champignons sont le meilleur moyen pour les végétariens d'obtenir la quantité nécessaire de sélénium. Le sélénium est présent en grandes quantités dans les champignons et peut améliorer la santé des os en augmentant la solidité des os et en augmentant leur durabilité. Il renforce également les dents, les cheveux et les ongles. De plus, ce nutriment essentiel est un puissant antioxydant qui débarrasse le corps des radicaux libres et renforce généralement le système immunitaire. La biodisponibilité du sélénium dans les champignons diffère selon les espèces, mais la majorité des champignons couramment consommés ont des niveaux significatifs de ce minéral important.

Avantages de champignons pour la Perte de poids:

Me croiriez-vous si je disais qu'un régime protéiné complètement maigre est idéal pour perdre du gras et augmenter la masse musculaire? Eh bien, croyez-le ou non, c'est vrai. La plupart des graisses sont brûlées pour digérer les protéines présentes dans nos aliments, d'autant plus que la protéine est accompagnée d'un très faible taux de glucides, pas de graisse ou de cholestérol, et une bonne quantité de fibres. C'est exactement la combinaison que les champignons offrent pour aider à perdre du poids! En raison de leur densité nutritive, ils se classent en réalité plus haut que la plupart des fruits et légumes, et certains chercheurs disent que les champignons sont l'un des rares aliments que les gens peuvent manger aussi souvent que possible, sans effets secondaires.

Une étude a remplacé la viande rouge par des champignons à chapeau blanc, environ une tasse par jour, et a constaté que les sujets qui mangeaient des champignons perdaient non seulement une quantité importante de poids sur une période de temps standard, mais ils diminuaient aussi leur tour de taille et mieux en mesure de maintenir leur nouveau poids, plutôt que de revenir au poids d'origine comme dans la plupart des régimes chocs.

Quelques Mots d'Avertissement:

Sur une note beaucoup plus sérieuse, les champignons peuvent être très dangereux! La plupart des espèces de champignons ne sont pas comestibles, sont très toxiques et ressemblent de façon frappante à leurs homologues comestibles. N'essayez jamais de cueillir des champignons pour les consommer dans les bois à moins d'avoir été formé pour les identifier très bien. Les champignons ont la capacité unique d'absorber le matériel où ils grandissent, bon ou mauvais. Cette qualité est ce qui donne aux champignons autant de leur pouvoir bénéfique, mais aussi leurs aspects dangereux. Beaucoup de champignons, lorsqu'ils sont cueillis dans la nature, contiennent des métaux lourds, qui peuvent être très toxiques, ainsi que des polluants de l'air et de l'eau.

Aussi, ne faites confiance à aucun vendeur inconnu lorsque vous achetez des champignons. Faites toujours confiance à des produits scellés provenant d'entreprises réputées ou de celles que vous avez cultivées vous-même dans des conditions contrôlées après avoir acheté leurs graines (appelées «frais») auprès d'une source fiable. Un seul champignon vénéneux parmi d'autres dans un plat peut menacer une grande partie de la santé des gens, entraînant des comas, de graves symptômes de poison, des nausées, des vomissements, des convulsions, des crampes, de la folie. De nombreuses espèces peuvent même être mortelles si elles sont ingérées. Évitez toujours de manger ceux qui sont décolorés ou de couleur différente de la couleur généralement acceptée de leur espèce.

L'IMPORTANCE D'AGARICUS BLAZEI À LA SANTÉ

Agaricus blazei est un champignon. Une solution contenant des produits chimiques extraits de la plante (extrait) est utilisée comme médicament.

Le champignon Agaricus est utilisé pour le cancer, le diabète de type 2, l'hypercholestérolémie, le «durcissement des artères» (artériosclérose), les maladies hépatiques persistantes, les troubles sanguins et les problèmes digestifs. D'autres utilisations incluent la prévention des maladies cardiaques, des os affaiblis (ostéoporose) et des ulcères d'estomac. Il est également utilisé pour stimuler le système immunitaire et pour le stress physique et émotionnel. Au Japon, les extraits de champignon Agaricus sont approuvés en tant qu'additif alimentaire et sont également consommés comme nourriture et thé.

D'autres noms pour Agaricus blazei sont

- Agaric
- Agaricus
- Champignon Agaricus
- Agarikusutake
- Champignons du Brésil
- Champignon brésilien
- Champignon du soleil brésilien
- Callampa Agaricus
- Champignon Agaric
- Champignon Brésilien
- Champignon du Brésil
- Cogumelo do Sol
- Kawariharatake
- Himematsutake
- Champignon
- Champignon du soleil.

SOLUTION POSSIBLE POUR LE DIABÈTE DE TYPE 2

Le diabète de type 2 Les personnes atteintes de diabète de type 2 ont souvent une «résistance à l'insuline». C'est l'incapacité à utiliser correctement l'insuline. L'insuline est l'hormone qui permet au sucre de pénétrer dans les cellules et d'être utilisé comme énergie. Beaucoup de médicaments qui sont utilisés pour traiter le diabète fonctionnent en abaissant la résistance à l'insuline. Certaines recherches montrent que certains médicaments sont meilleurs pour abaisser la résistance à l'insuline lorsqu'ils sont administrés avec de l'extrait de champignon agaricus.

Preuves Insuffisantes pour Évaluer l'Éfficacité pour ...

Les effets secondaires du traitement du cancer (chimiothérapie). La recherche en cours suggère que la prise de champignon agaricus pourrait réduire certains des effets secondaires de la chimiothérapie, y compris la faiblesse et la perte d'appétit.

- Cholestérol élevé
- "Durcissement des artères" (artériosclérose).
- Maladie du foie en cours (hépatite chronique).
- Difficultés de digestion
- Stress.
- Prévention des maladies cardiaques
- Prévention des os faibles (ostéoporose).
- Prévention de l'ulcère de l'estomac
- Renforcement du système immunitaire.

EFFICACITÉ DES CHAMPIGNONS DANS LE CANCER

Les extraits de champignons sont très efficaces pour prévenir et guérir les cancers. Il vous fournit des propriétés anti-cancer et vous pouvez le consommer sans risque pendant longtemps sans effets secondaires.

Les champignons sont des légumes qui se marient très bien avec les soupes, les sautés et les salades. Mais beaucoup ignorent qu'il s'agit en fait d'un type de champignon qui pousse et se nourrit de plantes et d'arbres en décomposition. Certains champignons poussent sur certains arbres spécifiques et dans certaines conditions. Les chinois utilisent des champignons pour traiter les rhumes, les douleurs et les allergies.

Les champignons médicinaux sont utilisés sous forme de capsules, sous forme de thé et sous forme d'extraits. Les champignons reishi, les champignons Agaricus, le maitake et le shitake sont des champignons médicinaux variés. Ces champignons ont des propriétés curatives et donc ils sont utilisés par la fraternité médicale.

Le champignon Reishi se trouve en grand nombre en Chine. Cela peut être consommé tous les jours et est très bon tonique. Il est ainsi appelé champignon d'immortalité. Il vous aide à rester en forme toute votre vie. Ce champignon est efficacement utilisé comme système immunitaire pour les patients atteints de cancer. Cela aide à réduire la fatigue. Ces champignons ont des propriétés anti-inflammatoires. Il vous permet également d'être calme et ainsi vous aide à vous détendre. La puissance du reishi séché était très populaire dans la Chine ancienne.

Il a démontré une activité anti-cancéreuse en détruisant les cellules cancéreuses. Ce champignon peut également agir comme complément alimentaire car il présente des propriétés thérapeutiques. Ces champignons peuvent agir comme une thérapie alternative pour le cancer du sein et le cancer de la prostate. Ainsi, les champignons reishi fournissent des remèdes pour de multiples maladies. Il aide à maintenir l'équilibre indépendant du corps. Ces champignons peuvent être consommés pendant longtemps et cela sans effets secondaires. Il aide également à maintenir la résistance naturelle du corps.

Les champignons ont peu de calories et ont 80-90% d'eau. Les champignons Maitake ont un polysaccaharide de faible poids moléculaire qui aide à augmenter l'immunité des personnes. Il stimule le système immunitaire et aide à attaquer le système pathogène. Les champignons Maitake réactivent les cellules immunocompétentes, améliorant ainsi les fonctions des macrophages et des cellules T. De cette façon, il aide efficacement à fournir une solution en tant que solution anticancéreuse. Il contient du bêta-glucane qui est utilisé très efficacement dans la thérapie anti-cancéreuse.

Ces glucanes produisent des lymphocytes T et des cellules NK qui vous protègent contre le cancer. Le champignon Shitake est très efficace pour procurer une immunité à votre système.

Les consommateurs doivent être très prudents au sujet de la publicité mensongère des extraits de champignons pour prévenir et guérir le cancer. C'est parce que de nombreux produits de bêta-glucane qui sont disponibles ne sont pas purs à 100%. Il se peut que ces champignons contiennent seulement 1% de bêta-glucane. Ainsi, vous devez lire sur les étiquettes de sa pureté avant de l'acheter pour confirmer l'utilité de l'ABM dans le traitement de l'hépatite afin d'exclure les effets secondaires toxiques.

SUCCÈS D'AGARICUS BLAZEI MURILL CONTRE LE CANCER

Les résultats cliniques obtenus en collaboration avec les chercheurs universitaires et l'hôpital depuis le rapport sur l'effet anti-cancer de Agaricus Blazei Murril (Champignon ABM) a été publié lors de la convention générale de l'Association japonaise du cancer en 1980, bien que de nombreux polysaccharides fongiques polysaccharide d'Agaricus Blazei Murril est efficace contre le cancer du côlon, le cancer de l'ovaire, le cancer du sein, le cancer du poumon et le cancer du foie, ainsi que contre le cancer solide.

Les résultats des expériences suggèrent qu'il active également le métabolisme en revitalisant le tissu biologique normal. Les enzymes digestives telles que l'amylase trypsine martase et la protéase contenue dans le champignon améliorent également la digestion. De plus, la tyrosinase, une enzyme qui oxyde la tyrosine et produit de la mélanine, a un effet hypotenseur.

Les organismes vivants sont équipés d'un système immunitaire qui expulse les agents pathogènes, les produits chimiques toxiques et les cellules tumorales générées par mutation. Lorsque les cellules tumorales s'attachent pour former un simple morceau de protéine, il est décomposé par des micro-organismes tels que des bactéries. Grâce à cette fonction, appelée immunité, les corps peuvent maintenir leur santé en combattant les micro-organismes nuisibles, en les empêchant de pénétrer dans les tissus ou en les évacuant des tissus.

Le système immunitaire humain comprend plus de 130 sous-ensembles de globules blancs. Environ 15% d'entre eux sont appelés cellules Natural Killer (NK), qui fournissent la première ligne de défense pour faire face à toute forme d'invasion du corps. Chaque cellule contient plusieurs petits granules qui agissent comme des « munitions ». Lorsqu'une cellule NK reconnaît une cellule cancéreuse, par exemple, elle s'attache à la membrane externe des cellules et injecte ces granules directement à l'intérieur de la cellule.

Plus précisément, les cellules tueuses naturelles ou les cellules NK jouent un rôle crucial en neutralisant les organismes extérieurs tels que les virus et les bactéries qui pénètrent dans le corps. Grâce à un processus appelé phagocytose, les cellules NK "embrassent" et engloutissent des agents étrangers et libèrent des produits chimiques toxiques qui les détruisent.

Chez les patients cancéreux, les cellules NK et les cellules cancéreuses se confondent constamment. Les cellules NK tentent de détruire les cellules cancéreuses alors que les cellules cancéreuses tentent en même temps de neutraliser les cellules NK avant qu'elles ne puissent leur nuire. Si les cellules NK sont faibles ou s'il n'y a pas assez de cellules NK dans le corps, le cancer se propage dans tout le corps et entraîne la mort. Plusieurs facteurs contribuent à cet affaiblissement du système immunitaire: notamment le stress, l'âge, la pollution et le tabagisme

Lorsque leur système immunitaire fonctionne correctement, les humains restent en bonne santé. Cependant, le système immunitaire de nombreuses personnes est affaibli par le stress, les mauvaises habitudes alimentaires et la pollution, comme la pollution de l'air. Ces personnes peuvent souffrir d'un certain nombre de maladies.

On croit généralement que le cancer est causé par un déclin du système immunitaire causé par le vieillissement et d'autres facteurs. On sait également que la dermatite atopique, la pollinose et les rhumatismes résultent d'une réaction immunitaire excessive.

Agaricus Blazei Murill, qui bénéficie d'une attention croissante, contient une grande quantité de polysaccharide, qui est censé renforcer l'immunité. Il ne renforce pas seulement l'immunité mais réduit les réactions immunitaires excessives pour maintenir un équilibre. De tous les champignons, Champignon ABM est particulièrement riche en polysaccharide et a montré des résultats particulièrement forts dans le traitement et la prévention du cancer. Nous croyons qu'Agaricus Blazei Murril est la nourriture idéale pour les gens d'aujourd'hui, qui sont exposés à un environnement de vie difficile.

L'APPARENCE D'AGARICUS BLAZEI

C'est une espèce de champignon dont l'identification semble avoir commencé en Occident contrairement à beaucoup d'autres champignons et plantes médicinales. Il a été trouvé dans la partie nordest des États-Unis et du Canada. Plus tard, il a été identifié à Hawaï, en Californie, au Royaume-Uni, aux Pays-Bas, aux Philippines, au Brésil et à Taïwan. Chaque communauté qui l'utilise s'y réfère très affectueusement. Ses divers noms sont le champignon de Dieu, le champignon de la vie, le soleil royal agaricus, le champignon du soleil, le champignon d'amande, la princesse, et beaucoup d'autres beaux noms.

Le champignon a un chapeau dont la couleur varie du blanc, gris, à travers au brun rougeâtre. Sa surface a des fibres comme la soie, et puis, à mesure qu'il grandit, il développe de minuscules écailles.

La forme du chapeau commence comme un hémisphère puis elle se développe en une forme convexe. La chair du champignon a un goût de noix vertes et sent comme les amandes.

Les branchies, qui sont serrées étroitement ensemble, commencent comme blanc, et puis elles se développent au rose pendant que le champignon se développe. Enfin, à mesure que les spores mûrissent, elles se transforment en une couleur brun noirâtre. Lorsqu'elles sont vues à travers un microscope, les spores sont brun violacé.

Quand le champignon est jeune, son stipe est solide mais il devient creux à mesure qu'il vieillit.

Agaricus Blazei aime les sols riches et peut se développer seul ou en grappe. Souvent, il sera trouvé dans les zones domestiques où il y a du sol avec beaucoup de fumier ou où la litière a pourri.

L'Utilisation Culinaire d'Agaricus Blazei

Le champignon Agaricus Blazei est utilisé pour faire des plats délicieux. Il a un bon goût et ça sent d'amandes. Il a l'odeur des amandes car il contient de l'alcool benzylique, du benzonitrile, du benzaldéhyde et du benzoate de méthyle. Les recettes qui peuvent aller avec le champignon Agaricus Blazei comprennent Soupe aux légumes, thé de Champignons, Soupe de potiron au gingembre et champignons Agaricus, Bar à la sauce aux champignons Agaricius Blazei, Cannelloni à la ricotta et champignons Agaricus Blazei Murill, Filet aux champignons Agaricus Blazei, Riz avec Champignons Blazei Agaricus, vinaigrette naturelle de salade, entre autres.

CHAMPIGNONS MÉDICINAUX CONTRE LE CANCER

Ayant acquis une riche histoire dans de nombreuses pratiques de guérison asiatiques anciennes, les champignons médicinaux ont été prescrits et utilisés pour d'innombrables affections depuis des milliers d'années. Comme la médecine moderne redécouvre ces superaliments anciens, il y a de bonnes preuves que les champignons sont parmi les aliments fonctionnels les plus puissants dans un arsenal croissant de lutte contre le cancer et de prévention du cancer.

Il est d'abord important de faire la différence entre les champignons médicinaux anticancéreux et les innombrables autres variétés communes. Une visite rapide au supermarché local révèle des champignons culinaires tels que l'huître, le portabella, et d'autres. Bien que ceux-ci aient leurs avantages pour la santé, l'objet de cet article sera sur quatre des reishi, maitake, agaricus blazei murill, et champignons de queue de dinde plus spécialisés et non typiquement cultivés.

Champignons Médicinaux et Cancer

Il existe quelques mécanismes primaires que la plupart de ces champignons anticancéreux fonctionnels partagent lors de l'assistance au corps lors des stades du cancer ou dans la prévention quotidienne simple. Premièrement, est leur capacité à améliorer la première ligne de défense du corps contre le cancer - le système immunitaire. Lorsque ce système est faible ou a échoué, le mécanisme du cancer a une meilleure opportunité de se manifester.

Ensuite, certains champignons anticancéreux présentent des capacités antivirales et de rétrécissement des tumeurs. En connaissant l'aide apportée par les champignons, il est important de noter que les effets secondaires observés sont souvent légers, mais il est toujours important de parler avec votre fournisseur de soins de santé avant de l'utiliser.

Il a été démontré que, dans certains cas, les formules contenant plusieurs souches de différents extraits de champignons présentent souvent des effets synergiques, complémentaires et amplifiés. Ceci est en contraste frappant avec de nombreux effets cumulatifs négatifs des médicaments de chimiothérapie et des méthodes de radiothérapie couramment prescrits dans les hôpitaux aujourd'hui. Comme pour la recherche de nombreux traitements alternatifs, les États-Unis ont été en retard à la fête en ce qui concerne la recherche médicale sur les avantages de la lutte contre le cancer et la santé globale des champignons.

Avantages du Champignon Reishi: Le Champignon de l'Immortalité

Peut-être l'un des champignons médicinaux les plus connus dans les arts de guérison asiatiques est Ganoderma lucidum, ou mieux connu sous son nom commun, reishi. Il a été montré que les molécules bioactives et les polysaccharides du champignon activent mieux les cellules tueuses naturelles (NK) en réduisant les métastases cancéreuses. Les cellules NK sont des lymphocytes qui effectuent une immunosurveillance dans le corps, constamment à l'affût des "immuno-alerters" signalant la présence de tumeurs.

Reishi a également été montré pour aider à ralentir la croissance (angiogenèse) des tumeurs ainsi que le déclenchement de la mort cellulaire programmée dans les cellules malignes. À l'heure actuelle, il existe des données à l'appui de l'utilisation potentielle du reishi comme traitement adjuvant du cancer colorectal, du cancer du poumon, du cancer de la prostate et du cancer du sein.

Avantages du Champignon Maitake: Le Champignon Dansant

Maitake, comme le champignon reishi, contient également un tableau à large spectre de molécules bioactives. Dans des études, maitake a montré des résultats similaires à ceux du champignon reishi dans la stimulation de l'activité des cellules NK chez les patients atteints de cancer. Le champignon est également prometteur pour bloquer la croissance tumorale et activer la mort des cellules malignes grâce à ses méthodes immuno-amélioratrices spécifiques. Maitake s'est montré cliniquement prometteur pour les personnes atteintes d'un cancer du sein, d'un cancer du poumon et de syndromes myélodysplasiques (SMD).

Le profil des autres champignons a été revu à mesure qu'Agaricus blazei activait l'activité immunitaire des macrophages et des interférons, entraînant un rétrécissement de la tumeur, un arrêt des métastases et une réduction des occurrences futures de cancer. En tant qu'adjuvant, agaricus blazei murill a été montré de diminuer les effets secondaires chez les individus subissant une chimiothérapie pour les cancers de l'endomètre, du col de l'utérus et de l'ovaire.

Il est important de noter que les compagnies pharmaceutiques ne peuvent pas breveter les champignons. En raison de ce fait, les fonds ne seront généralement pas alloués pour les étudier à moins qu'ils proviennent d'institutions privées ou de subventions gouvernementales. Cependant, cela devrait être positif car de nombreuses études cherchent seulement à isoler une partie d'une plante ou d'un champignon afin de la breveter comme une drogue.

Supplément de Champignons Médicinaux:

Les champignons et les suppléments de champignons se présentent sous différentes formes pour la santé et le bien-être. Ces aliments fonctionnels peuvent être crus, en poudre, liquides et infusés dans d'autres produits. Chacun a ses propres avantages et inconvénients.

Cru: Contrairement à la consommation de fruits et légumes, les champignons crus ne sont pas une forme supérieure à consommer si vous cherchez à récolter les bienfaits pour la santé des champignons médicinaux discutés ci-dessus. Les polysaccharides, les antioxydants et les métabolites peuvent être mieux activés et concentrés en utilisant les méthodes décrites ci-dessous dans la catégorie «liquide». C'est pour cette raison que si vous rencontrez une crise de santé ou si vous cherchez simplement à améliorer les fonctions de votre esprit et de votre corps, les aliments crus ne devraient pas être votre premier choix.

En poudre: Comme la plupart des autres suppléments nutritionnels, les champignons se présentent sous la forme de capsules en gel ou en vrac. Tandis que les capsules de gel sont préférées pour la commodité quotidienne, la poudre peut être ajoutée aux smoothies, aux jus, ou saupoudrée sur la nourriture après qu'elle soit cuite.

Liquide: Si vous cherchez une absorption rapide dans le système digestif, une forme de supplément de champignon liquide est un excellent choix. En outre, le liquide option offre peut-être la plus grande polyvalence en raison du fait qu'il peut être ajouté au café, thé, smoothies, soupes, vinaigrette, et à peu près tout ce que vous pouvez imaginer. En ce qui concerne les méthodes d'extraction, trois méthodes sont utilisées, chacune se concentrant sur des résultats finaux distincts. L'extraction à l'eau froide est utilisée pour extraire les métabolites extracellulaires. L'extraction à l'eau chaude est utilisée pour extraire les polysaccharides immunostimulants. L'extraction à l'éthanol / alcool est utilisée pour isoler les antioxydants et les plus petitscomposés qui sont plus spécifiques dans leur bio-activité.

Infusé: Ce n'est pas tellement une catégorie, mais une simple retombée des méthodes liquides et en poudre. En raison de la popularité des champignons comme aliment polyvalent et fonctionnel, les fabricants adoptent la «valeur ajoutée» en offrant des versions infusées aux champignons de produits déjà existants. Par exemple, il y a eu récemment un regain de popularité dans le marché des grains de café infusés aux champignons. Une méthode révolutionnaire permet maintenant l'infusion d'une souche de champignons directement dans le grain de café entier.

Étiquettes et Production de Champignons médicinaux: Quoi Chercher

Comme la plupart des aliments et des suppléments de production, il n'est plus question que les choses soient organiques. De plus, la désignation «sans OGM» est également fortement envisagée pour de nombreuses raisons. Au-delà, les champignons sont de bons détoxifiants et accumulateurs de certaines particules et éléments environnementaux. Par conséquent, il est fortement recommandé de rechercher les agriculteurs et les producteurs qui suivent des méthodes et des pratiques strictes pour assurer la pureté du produit.

Précautions: Des Aliments Propres, Synonymes à des Personnes en Bonne Santé

En raison de la composition et des propriétés de certains champignons, il existe des dangers dont les consommateurs doivent être conscients. Comme je l'ai couvert dans ma série de docu, le concept d'aliments propres s'applique également aux champignons en raison de notre environnement actuel. Les métaux lourds et les rayonnements sont particulièrement préoccupants. La contamination des aliments et de l'eau par les métaux lourds est un problème majeur. Le sol et l'air ont été affectés par l'industrie et la pollution, et cela a un impact direct sur nos aliments, notre eau et notre corps.

Certains champignons hyper-accumulent des métaux lourds qui en font de grands détoxifiants environnementaux. Cependant, pour un usage interne, ces mêmes champignons doivent être cultivés en laboratoire pour éviter les toxines qu'ils ont ingérées.

Il n'y a pas d'ignorer Fukushima était peut-être la pire catastrophe nucléaire de l'histoire. Certains champignons sont connus pour hyper-accumuler des particules radioactives. Comme pour les champignons qui recueillent des métaux lourds de l'environnement, c'est une bonne nouvelle pour les besoins de nettoyage. Pour cette même raison, il est essentiel de choisir des suppléments de champignons à partir de cultures cultivées dans des conditions contrôlées.

Une note finale sur la sécurité: il existe de nombreuses espèces de champignons qui sont très toxiques pour les humains. Il est fortement conseillé aux individus de ne pas cueillir des champignons pour la consommation à moins d'avoir fait des recherches approfondies. Quoi qu'il en soit, pour les raisons expliquées dans ce document, il est préférable de laisser votre supplémentation aux producteurs professionnels, compétents et qualifiés qui utilisent des méthodes strictes d'extraction et de préparation.

Le Meilleur d'Agaricus blazei

Le Meilleur Agaricus blazei est un champignon traditionnellement utilisé pour le soutien du foie et le soutien immunitaire. Le champignon contient une classe spéciale de polysaccharides appelés "bêta-glucanes". Des études montrent que les bêta-glucanes et d'autres polysaccharides agaricus stimulent l'activité des cellules tueuses naturelles (NK), des lymphocytes T et d'autres parties importantes du système immunitaire.

Agaricus blazei est extrait avec une méthode d'eau chaude / alcool qui augmente sa digestibilité et améliore la biodisponibilité des bêta-glucanes / polysaccharides. En outre, il contient BioPerine®, un exhausteur naturel d'absorption dérivé du poivre noir, pour stimuler davantage l'absorption de l'Agaricus blazei.

Agaricus blazei a fait l'objet de recherches le plus souvent au Japon, où les recherches ont porté sur le rôle des polysaccharides de champignons en tant que «modificateurs de la réponse biologique» capables de stimuler la fonction immunitaire. Des études ont montré que les bêta-glucanes extraits d'Agaricus sont des polysaccharides actifs, capables de stimuler la libération de cytokines par les macrophages (globules blancs), favorisant ainsi une réponse immunitaire saine. Des expériences supplémentaires ont montré qu'Agaricus blazei active la voie alternative du complément, qui est une partie importante de la défense immunitaire du corps.

L'usage populaire de ce champignon englobe un large éventail d'effets signalés, notamment l'abaissement de la glycémie et des lipides sanguins, la santé osseuse, la santé du foie, les systèmes immunitaires et digestifs, ainsi que la lutte contre le stress physique et émotionnel. Parmi ces propriétés attribuées à Agaricus, le soutien immunitaire est l'objet principal de la recherche scientifique à ce jour. Agaricus blazei contient des polysaccharides complexes qui stimulent le système immunitaire.

PROPRIÉTÉS MÉDICALES D'AGARICUS BLAZEI

Système immunitaire humain

Agaricus blazei Murill est bien connu pour sa capacité à stimuler le système immunitaire. Il a traditionnellement été utilisé contre la variabilité des maladies, allant du stress physique et émotionnel, du diabète, des problèmes de cholestérol et de circulation, de l'ostéoporose, de l'ulcère peptique et de l'indigestion, à l'hépatite chronique et au cancer. Cinquante années de recherche scientifique ont révélé son potentiel important pour améliorer la santé globale, et donc - la qualité de la vie humaine.

Les données provenant d'études in vitro et animales indiquent qu'Agaricus blazei Murill (ABM) produit des effets positifs dans différents modèles de maladies. Ceci est dû en premier lieu au fait que l'ABM active les globules blancs tels que les macrophages, les cellules dendritiques, les granulocytes et les cellules tueuses naturelles dans le système immunitaire inné.

Le système immunitaire inné est un système de défense de première ligne important, évolutif et efficace. Il détecte les tendances de danger et réagit, détruisant les éléments hostiles (par exemple les cellules cancéreuses, les virus ou les bactéries). Le système immunitaire recueille des données sur les facteurs dangereux dans les cellules à mémoire - des fragments d'intrus (antigènes) vaincus sont présentés aux lymphocytes dans le système immunitaire adaptatif, ce qui assure une réponse forcée contre une seconde attaque par le même envahisseur, avec l'utilisation supplémentaire d'armes telles que des anticorps et des cellules T cytotoxiques.

Par conséquent, il est approprié de dire qu'Agaricus blazei Merrill peut améliorer la santé et donc la qualité de la vie humaine. Le champignon a traditionnellement été utilisé contre diverses maladies, allant du stress physique et émotionnel, du diabète, de l'hypercholestérolémie et des problèmes circulatoires, de l'ostéoporose, de l'ulcère peptique et de l'indigestion, à l'hépatite chronique et au cancer.l a traditionnellement été utilisé contre la variabilité des maladies, allant du stress physique et émotionnel, du diabète, des problèmes de cholestérol et de circulation, de l'ostéoporose, de l'ulcère peptique et de l'indigestion, à l'hépatite chronique et au cancer.

Selon une étude clinique sur le cancer qui a eu lieu en Corée du Sud en 2004, Agaricus blazei Murill a amélioré la qualité de vie des patients sous forte dose de chimiothérapie. En plus de cela, il a augmenté leur activité de cellules NK. Comme indiqué dans une revue scientifique, la différence dans les sous-types d'A. Blazei M, la culture et la transformation peuvent affecter la capacité du champignon à influer sur les cellules du système immunitaire pour la protection contre les maladies potentiellement mortelles comme la septicémie bactérienne.

Par conséquent, la qualité de l'extrait ABM est directement liée à l'amélioration de la santé et de la qualité de vie de l'être humain. Puisque ABM affecte le système immunitaire inné général et AndoSan s'est avéré être l'extrait d'ABM avec le meilleur effet protecteur dans l'étude mentionnée ci-dessus, AndoSan est également suggéré pour être l'extrait d'ABM le plus efficace pour d'autres problèmes de santé où ABM peut jouer un rôle positif.

LES PROPRIÉTÉS DE GUÉRISON D'AGARICUS BLAZEI

Immunité corporelle et Cancer

La recherche animale et cellulaire menée au fil des ans montre que le champignon Agaricus Blazei est capable de stimuler le système immunitaire afin qu'il puisse combattre la maladie.

D'autres recherches confirment la capacité du champignon Agaricus Blazei à abaisser le cholestérol sanguin, à inhiber les effets négatifs des agents pathogènes et à prévenir l'angiogenèse. D'autres recherches animales et cliniques indiquent que le champignon peut abaisser la glycémie et contrôler l'insuline.

De nombreuses recherches animales et cellulaires ont été menées sur Agaricus Blazei pour voir son effet sur les cellules cancéreuses. Pour les cancers colorectaux et gynécologiques, les résultats cliniques étaient positifs. Cela signifie qu'il y avait des signes d'amélioration de la qualité de vie. Dans les cas de sarcome, de cancer de l'ovaire, de cancer du poumon, de leucémie, d'hépatocarcinome, de cancer de l'estomac et de cancer de la prostate, les métastases étaient inhibées. Donc, alors que le cancer n'était pas entièrement effacé, au moins sa croissance a été entravée.

L'impact antiviral du champignon Agaricus Blazei

Cette espèce a été populairement connue pour avoir des propriétés curatives. Ce qui n'a pas été montré empiriquement est la composition du champignon et ce qu'il peut faire spécifiquement médicalement. Les autorités ci-dessous montrent les résultats de recherches approfondies rapportées par le journal brésilien de microbiologie.

Le corps principal de l'Agaricus Blazei Mushroom qui est le corps de fructification du champignon a 85-87% d'eau. Une fois que l'eau a disparu et que le champignon est sec, il reste un champignon riche en protéines avec 40-45% de protéines. Les hydrates de carbone forment 38-45%. Les fibres sont 6-8% et les graisses végétales représentent 3-4%. Ce champignon contient également des vitamines B1, B2 et de la niacine. Il contient également un stérol fongique, l'ergostérol, qui est convertible en vitamine D2. Ce champignon contient également des minéraux, mais le plus important est le potassium.

La recherche a montré que la richesse du champignon Agaricus Blazei le rend capable de freiner le stress physique et mental; ralentir l'avancement de l'ostéoporose; guérir les ulcères gastriques; car il stimule l'immunité du corps et abaisse le cholestérol. Le champignon est capable de réduire l'impact cytopathogène du virus de l'encéphalite équine Occidental en raison de ses propriétés antioxydantes, antimutagènes et anticancérigènes.

PROPRIETES NUTRITIONNELLES DES CHAMPIGNONS

Les champignons se distinguent principalement des autres aliments en raison de leur légèreté. Les champignons contiennent une très grande quantité d'eau (90%) et une très faible teneur en glucides et en graisses. Donc, ils sont utilisés dans de nombreux régimes de perte de poids, c'est-à-dire, ils sont l'aliment de base pour un ou deux jours dans la planification hebdomadaire. Pour cette raison, certains diététiciens recommandent ces aliments pour les personnes obèses.

Les champignons communs et le reste des champignons ont été accusés d'être des aliments non nutritifs. Ceci n'est pas vrai. Bien qu'ils soient faibles en gras ou en glucides, ils contiennent beaucoup de minéraux et de vitamines.

Minéraux dans les champignons

Les champignons sont riches en potassium. Le potassium est un contrepoint au sodium, donc il aide à éliminer les liquides corporels en augmentant la miction. Le potassium aide à réduire la rétention d'eau et peut être considéré comme très approprié dans d'autres anomalies où l'augmentation de la miction est très pratique.

En plus du potassium, les champignons sont riches en phosphore (environ 1,5%). Le phosphore est très nécessaire pour la formation des dents et des os. Il aide également à stimuler les activités mentales ou à garder le corps plus détendu en évitant le stress. Un bon plat de champignons peut profiter aux élèves ou aux jeunes pour accomplir leur travail scolaire.

Les champignons sont particulièrement riches en sélénium. Certains champignons atteignent un rapport de plus de 20 mg par 100 g de poids. Le sélénium joue un rôle important en tant qu'antioxydant, en empêchant la dégénérescence cellulaire par les radicaux libres. Des études exhaustives sont actuellement menées sur l'importance de ce minéral dans la prévention du cancer.

De bons niveaux de sélénium sont nécessaires pour une bonne fertilité, tant masculine que féminine. (Il aide à augmenter les niveaux de testostérone et de sperme chez les hommes et protège les ovules contre les radicaux libres chez les femmes). Le sélénium aide à nettoyer le corps des métaux lourds, ce qui le rend approprié pour les fumeurs ou les personnes qui vivent dans des endroits très pollués.

Parce que le RDA de sélénium recommandé est d'environ 50 g, 100 g de champignons crémini couvrent la moitié des besoins quotidiens. Les champignons, ainsi que le bœuf, le poisson, les fruits de mer, l'ail et les asperges sont les aliments les plus riches en sélénium.

Les vitamines dans les champignons

Les champignons sont riches en vitamine B, en particulier la riboflavine (vitamine B2) et la niacine (vitamine B3). La riboflavine est particulièrement intéressante pour maintenir des cheveux sains, favoriser la croissance des cheveux ou aider à ralentir la calvitie. Il aide également à avoir des ongles plus sains et plus beaux et des os plus forts. La riboflavine contribue à maintenir notre système immunitaire en bon état et / ou la vue et les nerfs en bon état.

Les petites déficiences de la niacine peuvent se manifester par des altérations du système nerveux, comme la nervosité, l'anxiété, la dépression, l'insomnie. L'absence de cette vitamine peut se manifester par des inflammations de l'appareil digestif qui se traduisent par une diarrhée, un malaise intestinal, une indigestion, des démangeaisons dans le rectum, un épaississement de la langue et des plaies buccales.

FAITS CHAMPIGNONS 'MAGIQUES'

Le champignon est l'un des plus de 100 espèces qui contiennent des composés appelés psilocybine et psilocine, qui sont psychoactifs et provoquent des hallucinations, l'euphorie et d'autres symptômes psychédéliques. Ces «champignons magiques» ont longtemps été utilisés dans les cérémonies religieuses d'Amérique centrale et font maintenant partie du marché noir de la drogue aux États-Unis et dans de nombreux autres pays, où ils sont considérés comme une substance contrôlée.

1. Les champignons hyperconnectent le cerveau

Les composés dans les champignons psilocybines peuvent donner aux utilisateurs un sentiment ahurissant, mais en fait, le médicament fait exactement le contraire - la psilocybine stimule réellement la connectivité du cerveau, selon une étude d'octobre 2014.

Des chercheurs du King's College de Londres ont demandé à 15 volontaires de subir une scintigraphie cérébrale à l'aide d'une machine fonctionnelle d'imagerie par résonance magnétique (IRMf). Ils l'ont fait une fois après avoir ingéré une dose de champignons magiques, et une fois après avoir pris un placebo. La connectivité cérébrale qui en résulte a montré que, sous l'influence du médicament, le cerveau synchronise l'activité entre les zones qui ne seraient normalement pas connectées. Cette altération de l'activité pourrait expliquer l'état de rêve que les utilisateurs de champignon disent avoir vécu après avoir pris la drogue, les chercheurs ont dit.

2. Ralentissement

Les champignons agissent d'une autre manière étrange sur le cerveau. La psilocybine agit en se liant aux récepteurs de la sérotonine neurotransmetteur. Bien que l'on ne sache pas exactement comment cette liaison affecte le cerveau, des études ont montré que le médicament avait d'autres effets liés à la communication cérébrale en plus d'une synchronicité accrue.

Dans une étude, l'imagerie cérébrale de volontaires ayant pris de la psilocybine a révélé une diminution de l'activité dans les zones de transfert d'informations telles que le thalamus, une structure située au milieu du cerveau. Ralentir l'activité dans des domaines tels que le thalamus peut permettre à l'information de voyager plus librement dans le cerveau, car cette région est un gardien qui limite généralement les connexions, selon les chercheurs de l'Imperial College de Londres.

3. Les champignons magiques remontent au temps

Les Américains d'Amérique centrale utilisaient des champignons psilocybines avant que les Européens ne débarquent sur les rives du Nouveau Monde; les champignons fantastiques poussent bien dans les environnements subtropicaux et tropicaux. Mais depuis quand que les humains vivaient les effets ahurissants des champignons magiques?

Ce n'est pas une question facile à répondre, mais un article publié en 1992 dans le journal de courte durée, "Intégration: Journal of Mind Moving Plants and Culture", a fait valoir que l'art rupestre dans le Sahara datant de 9 000 ans dépeint les champignons hallucinogènes. L'art en question montre des figures masquées tenant des objets ressemblant à des champignons. D'autres dessins montrent des champignons placés derrière des figures anthropomorphes - peut-être une affirmation au fait que les champignons poussent dans les excréments. (Les figures de champignons ont également été interprétées comme des fleurs, des flèches ou d'autres matières végétales, cependant, il reste une question ouverte si les gens qui vivaient dans l'ancien Sahara utilisaient des «champignons».)

4. Les champignons magiques expliquent Santa ... peut-être

Sur le thème du mythe, installez-vous pour un conte moins qu'innocent de joie de Noël. Selon l'anthropologue John Rush du Sierra College, les champignons magiques expliquent pourquoi les enfants attendent un elfe volant pour leur apporter des cadeaux le décembre. 25.

Rush a dit que les chamans sibériens avaient l'habitude d'apporter des cadeaux de champignons hallucinogènes aux foyers chaque hiver. Les rennes étaient les «animaux-esprit» de ces chamans, et l'ingestion de champignons pourrait simplement convaincre un membre de la tribu hallucinante que ces animaux pouvaient voler. De plus, le costume rouge et blanc du Père Noël ressemble étrangement aux couleurs de l'espèce de champignon Amanita muscaria, qui pousse - attendez-le - sous les arbres à feuilles persistantes. Cependant, cette espèce est toxique pour les humains.

Vous avez l'impression d'avoir fait un mauvais voyage? Ne vous inquiétez pas. Tous les anthropologues ne sont pas vendus sur la connexion hallucinogène-Noël. Mais tout de même, Carl Ruck, un classique de l'université de Boston, a déclaré à Live Science en 2012: «À première vue, on pense que c'est ridicule, mais ce n'est pas le cas.»

5. «Les champignons peuvent changer les gens pour de bon

Les psychologues disent que peu de choses peuvent vraiment changer la personnalité de quelqu'un à l'âge adulte, mais les champignons magiques peuvent être une de ces choses.

Une étude de 2011 a révélé qu'après une dose de psilocybine, les gens sont devenus plus ouverts à de nouvelles expériences pendant au moins 14 mois, un changement étonnamment stable. Les personnes ayant une personnalité ouverte sont plus créatives et plus sensibles à l'art, et elles apprécient la nouveauté et l'émotion.

La raison du changement semble être les effets de la psilocybine sur les émotions. Les gens décrivent les voyages de champignons comme des expériences extrêmement profondes, et rapportent des sentiments de joie et de connexion aux autres et au monde qui les entoure. Ces expériences transcendantes semblent persister. (Dans les expériences, les chercheurs se sont donné beaucoup de mal pour s'assurer que leurs participants ne subissent pas de «mauvais voyages», car certaines personnes réagissent à la psilocybine par la panique, la nausée et les vomissements. Les volontaires ont été gardés en sécurité dans une pièce avec de la musique paisible et un environnement apaisant.)

6. Les champignons tuent la peur

Un autre effet secondaire étrange des champignons magiques: Ils détruisent la peur. Une étude réalisée en 2013 chez la souris a révélé que, lorsqu'ils recevaient de la psilocybine, les animaux avaient moins tendance à geler lorsqu'ils entendaient un bruit qu'ils avaient appris à associer à un choc électrique douloureux. Les souris qui n'ont pas reçu la drogue se sont également relâchées progressivement autour du bruit, mais cela a pris plus de temps.

Les souris ont reçu une faible dose de psilocybine et les chercheurs ont dit espérer que cette étude sur les animaux inspirerait davantage de travaux sur la façon dont les champignons pourraient être utilisés pour traiter les problèmes de santé mentale chez les humains. Par exemple, de petites doses de la psilocybine pourraient être explorées comme un moyen de traiter le trouble de stress post-traumatique, les chercheurs ont dit.

7. Ils font leur propre vent

Les champignons n'existent pas seulement pour faire les gens plané, bien sûr; ils ont leur propre vie. Et une partie de cette vie est la reproduction. Comme d'autres champignons, les champignons se reproduisent par l'intermédiaire de spores, qui voyagent dans la brise pour trouver un nouvel endroit où pousser.

Mais les champignons vivent souvent dans des zones abritées sur des sols boisés, où le vent ne souffle pas. Pour résoudre le problème de la propagation de leurs spores, certains champignons (dont l'hallucinogène Amanita muscaria) créent leur propre vent. Pour ce faire, les champignons augmentent la vitesse à laquelle l'eau s'évapore de leurs surfaces, en plaçant de la vapeur d'eau dans l'air immédiatement autour d'eux. Cette vapeur d'eau, ainsi que l'air frais créé par évaporation, travaille à lever les spores. Ensemble, ces deux forces peuvent soulever les spores jusqu'à 4 pouces (10 centimètres) au-dessus du champignon, selon une présentation à la réunion 2013 de la Division de la Dynamique des Fluides de l'American Physical Society.

8. Beaucoup de Champignons

Au moins, 144 espèces de champignons contiennent l'ingrédient psychoactif psilocybine, selon un examen de 2005 dans le Journal International de Champignon Médicinale. L'Amérique latine et les Caraïbes abritent plus de 50 espèces, et le Mexique en compte à lui seul 53. Il y a 22 espèces de champignons magiques en Amérique du Nord, 16 en Europe, 19 en Australie et dans la région insulaire du Pacifique, 15 en Asie et seulement quatre en Afrique.

9. Expérimenter avec des champignons

Récemment, les chercheurs ont commencé à expérimenter avec la psilocybine comme traitement potentiel pour la dépression, l'anxiété et d'autres troubles mentaux. Cette ligne de recherche a été gelée pendant des décennies et est encore difficile à poursuivre, étant donné le statut de la psilocybine en tant que substance de l'annexe I. Cela signifie que le médicament est classé par la Drug Enforcement Administration (DEA) comme n'ayant aucun usage médical accepté et un potentiel élevé d'abus.

Dans le passé, cependant, la psilocybine et d'autres drogues hallucinogènes étaient au centre d'un programme de recherche prospère. Au cours des années 1960, par exemple, le psychologue de Harvard, Timothy Leary, et ses collègues ont mené une série d'expériences avec des champignons magiques appelés Harvard Psilocybin Project. Parmi les plus célèbres, il y avait l'expérience Marsh Chapel, dans laquelle les volontaires recevaient soit de la psilocybine, soit un placebo avant un service religieux dans la chapelle. Ceux qui ont eu la psilocybine étaient plus susceptibles de rapporter une expérience spirituelle mystique. Un suivi de 25 ans en 1991 a révélé que les participants ayant reçu la psilocybine se souvenaient avoir ressenti une unité et une sacralité encore plus grandes que ce qu'ils disaient ressentir six mois après le fait. Beaucoup ont décrit l'expérience comme transformante.

«Cela m'a laissé une certitude absolument incontestée qu'il existe un environnement plus grand que celui dont je suis conscient», a déclaré l'un d'eux en 1991. "J'ai ma propre interprétation de ce que c'est, mais elle est passée d'une proposition théorique à une proposition expérientielle. D'une certaine manière, ma vie a été différente en sachant qu'il y a quelque chose là-bas. "

10. Le cultivateur de contre-culture

Les expériences psychédéliques de Leary font partie de la tradition hippie, mais l'homme qui a le plus contribué à l'introduction des champignons magiques dans la culture américaine de la drogue était un écrivain et ethnobotaniste nommé Terence McKenna. Il avait expérimenté avec des psychédéliques depuis son adolescence, mais ce n'était pas avant un voyage à l'Amazonie en 1971 qu'il a découvert des champignons psilocybine - des champs d'entre eux, selon un profil de 2000 dans le magazine Wired.

En 1976, McKenna et son frère ont publié "Psilocybin: Magic Mushroom Grower's Guide", un manuel pour la culture des champignons psilocybine à la maison. "Ce qui est décrit n'est que légèrement plus compliqué que la mise en conserve ou la fabrication de la gelée", écrit McKenna dans l'avant-propos du livre.

11. Les animaux ressentent les effets

Les champignons de Psilocybine poussent à l'état sauvage, il est donc inévitable que des animaux non humains aient échantillonné ces champignons ahurissants. En 2010, les tabloïds britanniques étaient en ébullition avec des rapports que trois chèvres pygmées dans un sanctuaire animalier dirigé par l'actrice de télévision 1960 Alexandra Bastedo avaient pri certains champignons magiques sauvages. Les chèvres auraient agi léthargique, vomi et chancelé, prenant deux jours pour se rétablir complètement.

Le renne sibérien a également un goût pour les champignons magiques, selon un documentaire nature de la BBC. On ne sait pas si les rennes ressentent les effets, mais les mystiques sibériens boivent parfois l'urine de cerfs qui ont ingéré des champignons afin d'obtenir une expérience hallucinogène pour les rituels religieux.

QUALITÉ DU CHAMPIGNON

Les champignons absorbent non seulement les nutriments du sol, mais aussi d'autres choses. Un milieu de culture et de compost propre et nutritif est essentiel pour cultiver des champignons de qualité sans contaminants tels que les métaux lourds. À notre ferme de champignons biologiques, nous avons testé différents types de milieux de culture. Nous cultivons notre champignon organique Agaricus blazei sur un milieu de culture spécial afin de limiter les teneurs en métaux lourds. Tandis que les champignons cultivés sauvages sonnent exquis, il est difficile de produire une grande quantité de champignons purs d'Agaricus blazei avec la qualité constante et la puissance dans la sauvagerie. Par conséquent, nos champignons sont cultivés dans un environnement contrôlé pour répondre aux spécifications strictes des produits établies par les clients pharmaceutiques et cosmétiques au Japon.

Les champignons absorbent non seulement les nutriments du sol, mais aussi d'autres choses. Un milieu de culture ou de compost propre et nutritif est essentiel pour cultiver des champignons de qualité sans contaminants tels que les métaux lourds. À notre ferme de champignons biologiques, nous avons testé différents types de milieux de culture. Nous cultivons notre champignon organique Agaricus blazei sur un milieu de culture spécial afin de limiter les teneurs en métaux lourds. Tandis que les champignons cultivés sauvages sonnent exquis, il est difficile de produire une grande quantité de champignons purs d'Agaricus blazei avec la qualité constante et la puissance dans la sauvagerie. Par conséquent, nos champignons sont cultivés dans un environnement contrôlé pour répondre aux spécifications strictes des produits établies par les clients pharmaceutiques et cosmétiques au Japon.

Preuve Puissante que ce Champignon Médicinal Fonctionne Vraiment

Nous savons tous l'importance d'avoir un système immunitaire fort. Tout simplement, lorsque le système immunitaire reste en bonne santé, vous restez en bonne santé. Mais lorsque le système immunitaire est compromis, les cellules tueuses naturelles deviennent faibles et ne sont pas capables de détruire et de garder les cellules cancéreuses en échec, ce qui permet au cancer de se propager. Le champignon Agaricus Blazei Murill (ABM) fait tourner certaines têtes en raison de sa capacité à soutenir votre système immunitaire.

Il a d'abord pris conscience de ce champignon médicinal après avoir vu des réactions cytotoxiques positives (tue les cellules cancéreuses) dans les résultats du test de la Grèce de beaucoup de mes clients. J'ai fait un peu de recherche et j'ai été impressionné par l'efficacité de ce champignon particulier.

Les champignons ABM sont utilisés en thérapie oncologique au Japon et au Brésil et sont associés à l'élimination du carcinome d'ascite d'Ehrlich, du cancer du côlon sigmoïde, du cancer de l'ovaire, du cancer du sein, du cancer du poumon et du foie.

UTILISATIONS ESSENTIELLES DE CHAMPIGNONS

Des scientifiques de tueurs naturels ont découvert des champignons ABM alors qu'ils cherchaient à savoir pourquoi les autochtones de Sao Paolo, au Brésil, jouissent d'une longue vie. Ce qu'ils ont trouvé est que les champignons ABM contiennent:

Bêta-glucanes, qui sont des polysaccharides à longue chaîne (sucres complexes) connus pour stimuler le système immunitaire et réduire l'inflammation

Dérivés de l'ergostérol, un puissant agent antitumoral

ARN double brin, un agent antiviral

Protéoglycanes et polysaccharides liés aux protéines, qui sont des renforçateurs immunitaires

De plus, les vitamines (en particulier la vitamine D), les minéraux, les antioxydants, les acides aminés, les enzymes digestives - un total de 192 nutriments qui en font un adaptogène très fort pour amener le corps dans l'homéostasie.

Les essentiels d'Agaricus Blazei qui guerissent le cancer.

La consommation d'extrait d'ABM améliore l'activité des cellules tueuses naturelles et la qualité de vie: Les patients cancéreux subissant une chimiothérapie ont été divisés en deux groupes avec un groupe prenant ABM et l'autre un placebo. En trois à six semaines, les cellules tueuses naturelles étaient significativement plus actives. En outre, les patients ABM ont connu une amélioration de la qualité de vie dans des domaines tels que l'appétit, le poids corporel, la nausée, l'insomnie, la dépression et l'anxiété.

ABM enflamme l'activité anti-tumorale et la fonction des cellules tueuses naturelles: Vingt patients atteints d'un cancer en phase terminale de stade 4, dont cinq étaient des patients atteints d'un cancer du sein, ont reçu 10 grammes de thés ABM une fois par jour, entre autres suppléments. Après six mois, 16 des patients étaient en vie et leur analyse sanguine a montré une fonction plus élevée des cellules tueuses naturelles.

Des résultats favorables ont été enregistrés dans des études sur les effets des ABM sur divers types de cancers chez la souris, notamment les cancers du tissu conjonctif, les cancers ovariens et pulmonaires, les cancers du sang et les cancers du foie, de l'estomac et de la prostate.

Alors que les études offrent des résultats très prometteurs, certains demandent plus de recherche pour établir un traitement standard. Cependant, il y a tellement de grands avantages pour les champignons ABM que je recommande de les ajouter à vos soins quotidiens.

Alors que le champignon ABM est comestible, délicieux, charnu et a une saveur prononcée d'extrait d'amande, la meilleure façon de se connecter avec ses bienfaits médicinaux est à travers un supplément de qualité supérieure.

En cherchant à trouver les meilleures sources, je suis tombé sur Atlas World, qui est détenu et exploité par les Américains.

L'Agaricus blazei d'Atlas World est produit organiquement aux États-Unis par une importante société de biologie fongique dont l'histoire remonte à plus de 70 ans. Leur site de production est très contrôlé et conçu pour imiter les conditions de Piedade, au Brésil, d'où proviennent les champignons.

Les champignons poussent dans des pièces chaudes, avec une forte humidité, des averses fréquentes et des soirées fraîches. Contrairement aux conditions dans la nature, le substrat sur lequel les champignons sont cultivés est de la meilleure qualité et est certifié biologique. Après la croissance, nos champignons sont soigneusement récoltés à la main et ensuite séchés doucement, pour minimiser toute dégradation aux composés contenus dans le champignon. Tous les champignons et les substrats de champignons sont soumis à une série de tests d'assurance qualité avant leur utilisation, afin d'assurer la plus haute qualité du produit.

Les Choses Vous Devez Savoir Avant d'Acheter L'extrait de Champignon d'Agaricus Blazei

L'extrait de champignon d'Agaricus Blazei est l'un des aliments de santé les plus populaires au Japon. Selon une enquête nationale parrainée par le ministère de la Santé et du Travail au Japon (une enquête basée sur 3094 interviews dans 127 établissements médicaux, 2011), 59,5% des consommateurs d'aliments santé séjournant dans des hospices utilisaient des produits de champignons Agaricus blazei. Il existe principalement deux formulations pour la livraison de produits extraits de champignon Agaricus blazei: poudre et liquide

Les fabricants de suppléments et de produits pharmaceutiques utilisent le fructifère ou du mycélium, et parfois les deux, pour produire l'extrait de champignon Agaricus blazei. Le fructifère est la partie du champignon qui est au dessus du sol. Le mycélium est la partie souterraine du champignon. Les profils nutritionnels du fructifère et du mycélium sont légèrement différents.

Choisir la bonne méthode d'extraction

Il existe de nombreuses façons d'extraire des herbes, des plantes et des champignons. Dans nos expériences, nous avons constaté que vous pouvez optimiser la quantité et la variété de nutriments qui peuvent être extraits. La méthode d'extraction de l'alcool est utilisée pour obtenir plus de nutriments insolubles dans l'eau tandis que la méthode d'extraction de l'eau est choisie pour obtenir des nutriments solubles dans l'eau. Par conséquent, les formulateurs de suppléments doivent déterminer les nutriments ciblés avant de choisir une méthode d'extraction. Même si la matière première de départ est la même, les avantages du produit extrait peuvent différer en fonction des différents nutriments extraits.

Extrait_du_champignon_agaricus_blazei

Après des chercheurs de l'Ecole de Pharmacie de l'Université de Caroline du Nord, Chapel Hills et le Département de Biochimie, l'Université de Médecine de Kyoto a étudié pendant 3 ans les activités de promotion de la santé de notre extrait de champignon Agaricus blazei. Atlas World USA, Inc. a décidé de lancer à la fois de la poudre broyée encapsulée et de l'extrait liquide aqueux sur le marché américain. Nous avons également utilisé une technologie brevetée d'extraction liquide pour créer notre formule d'extrait de champignon Agaricus blazei de qualité professionnelle, Agaricus Ekismate®.

Liquide ou Poudre

Les champignons frais Agaricus blazei ont une saveur d'amande douce, et les consommateurs américains peuvent ne pas être habitués au goût d'un extrait liquide de l'extrait de champignon Agaricus blazei préparé par extraction d'eau ou d'alcool. Lorsqu'il est dilué avec de l'eau, l'extrait liquide a un goût de thé terreux, bien que le champignon contienne une saveur Umami. Vous pouvez également ajouter de l'extrait liquide d'Agaricus blazei tel que Agaricus Bio® Super Liquid à la soupe et à la sauce pour une saveur plus savoureuse lorsque les aliments sont prêts à être servis. Vous pouvez également ajouter l'extrait liquide et la poudre à votre smoothie du matin. Si vous n'êtes pas un grand fan d'un arôme de thé terreux, la poudre encapsulée est la voie à suivre. Agaricus Bio® 600 mg utilise des capsules végétariennes qui rendent le produit sans saveur.

COMMENT GRANDIR AGARICUS BISPORUS

Agaricus bisporus contient plusieurs variétés savoureuses de champignons.

Le champignon parmi nous ne peut pas toujours être ce qu'il semble. Prenez l'humble bouton champignon (Agaricus bisporus), par exemple, un ingrédient de base des pizzas et des salades; ses variétés à la peau brune sont les élégants portobello et cremini. A. bisporus porte le nom de ses basides reproductrices, composées de deux spores. Ces basidiospores sont sexuellement complètes - aucune spore produite par le champignon parent n'a besoin d'un partenaire. Les kits de culture de champignons font de la production domestique d'A. Bisporus un passe-temps fascinant avec des résultats comestibles.

Phase I

1. Mélangez les ingrédients du compost sur une fondation en béton, arroser et transformer les ingrédients pour les mélanger. Tournez la pile tous les jours jusqu'à 15 jours jusqu'à ce que la paille ramollisse.

2. Comprimez le compost, en ajoutant du fumier de volaille ou un autre supplément d'azote. Ajouter du gypse pour empêcher les morceaux de paille de coller ensemble.

3. Ajouter des suppléments d'eau et d'azote au « tas » de compost jusqu'à ce que sa température interne s'élève au-dessus de 155 degrés Fahrenheit. Le compost est prêt quand il absorbe de l'eau, dégage une forte odeur d'ammoniaque et est d'une couleur caramel uniforme.

Phase II

1. Répandez la pile et refroidissez-la pour commencer le processus de pasteurisation.

2. Placez le compost sur des plateaux ou dans des pochettes en plastique faites de sacs de gazon noir. Augmenter la température de l'air à 140 degrés Fahrenheit pendant deux heures pour tuer les bactéries productrices d'ammoniac.

3. Ventiler la zone pendant quatre jours, en dissipant l'ammoniac jusqu'à ce que vous ne puissiez plus le sentir. Ne laissez pas la température interne du compost descendre de plus de 5 degrés Fahrenheit sur une période de 24 heures.

Frai

1. Éparpillez le frai, une combinaison de spores de champignons et de grains stérilisés, sur la surface du compost.

2. Gardez une température constante de 75 à 77 degrés Fahrenheit dans la pièce où vous gardez le bac de croissance. Le compost va générer de la chaleur, mais refroidir l'air pour maintenir sa température d'augmenter à plus de 80 à 85 degrés Fahrenheit. Des températures plus élevées tueront les mycéliums, la première croissance des spores, et réduiront le rendement.

3. Ajouter des suppléments, du tourteau de soja à libération lente ou d'autres protéines pour stimuler le développement du frai pendant deux à trois semaines. La chaleur résiduelle dans la pile signale la fin du frai et le début de la colonisation.

Encasement

1. Couvrez le compost colonisé avec une couche uniforme de 1 1/2 à 2 pouces, appelée enveloppe pour faire un milieu de culture de champignon. Faites votre boyau avec de la tourbe de mousse de sphaigne

pasteurisée et ajoutez suffisamment de chaux pour augmenter son pH à 7,5.

2. Assombrir la pièce - A. bisporus a besoin de l'obscurité pour pousser.

3. Maintenir une humidité élevée autour du tubage et du bac à compost en pulvérisant plusieurs fois par jour avec un tuyau ou un vaporisateur. Éviter l'arrosage au plafond, ce qui peut causer l'enchevêtrement du tubage.

Épingler et Culture

1. Abaissez la température dans la pièce entre 60 et 66 degrés Fahrenheit une fois que des morceaux de champignons commencent à se former en petites bosses, appelées épingles, sur la surface du tubage.

2. Maintenez une forte humidité et gardez les lumières éteintes pendant que les champignons commencent à épingler.

3. Commencez à récolter les champignons deux à trois semaines après le tubage, car ils deviennent reconnaissables comme champignons adultes. Au cours de cette période de «rupture», les champignons doublent chaque jour.

Choses dont vous aurez besoin

- Compost de champignons, frai, tubage et suppléments
- Tourne-terreau
- Bêches de jardin et truelles à main
- Quai de ciment
- Plateaux de culture ou de lourds sacs en plastique noir
- Four ou lampe de chaleur
- Ventilateurs ou climatiseurs
- Fixation de pulvérisation ou flacon pulvérisateur

Astuces

Récoltez les champignons à mesure qu'ils mûrissent dans les vagues, ou en périodes de poussée foliaire. Arrosez doucement plusieurs fois par semaine pendant que les poussées foliaires et les récoltes se poursuivent.

Le compost de champignons se compose de paille de blé et de fumier de cheval. D'autres ingrédients peuvent être du foin, des rafles de maïs, des coques de fèves de cacao ou des coques de graines de coton. Le fumier de volaille ou le grain de brasserie séché ajoutent de l'azote. La production de compost, de frai, de boyaux et de suppléments peuvent être complexes pour les débutants; tous sont disponibles en kits et auprès de fournisseurs agricoles.

Avertissements

Stérilisez les instruments, chronométrez les étapes et contrôlez la température pour empêcher la croissance de bactéries dangereuses dans le compost.

Gardez la base de compost aérée; l'inhibition de l'air et la circulation de l'eau ralentissent le processus de compostage, qui fournit la nourriture pour la culture. Une fondation en béton permet à l'air de s'infiltrer au fond de la pile

Champignons et moyens de subsistance durables

La culture de champignons peut directement améliorer les moyens d'existence grâce à des contributions économiques, nutritionnelles et médicinales. Cependant, il est essentiel de noter que certains champignons sont toxiques et peuvent même être mortels, d'où la nécessité de faire preuve d'une grande prudence dans l'identification des espèces qui peuvent être consommées comme nourriture.

Valeur nutritive

Les champignons ajoutent de la saveur aux aliments de base fades et constituent un aliment précieux en eux-mêmes: ils sont souvent considérés comme fournissant un substitut équitable à la viande, avec au moins une valeur nutritionnelle comparable à celle de nombreux légumes. La consommation de champignons peut constituer un apport précieux aux régimes souvent déséquilibrés des populations des pays en développement.

Les champignons frais ont une teneur en eau élevée, environ 90 pour cent, de sorte que leur séchage est un moyen efficace à la fois de prolonger leur durée de conservation et de préserver leur saveur et leurs nutriments.

Production de composés bioactifs à partir de champignons

Les champignons sont une bonne source de vitamine B, C et D, y compris la niacine, la riboflavine, la thiamine et l'acide folique, ainsi que divers minéraux dont le potassium, le phosphore, le calcium, le magnésium, le fer et le cuivre. Ils fournissent des glucides, mais sont faibles en gras et en fibres, et ne contiennent pas d'amidon.

En outre, les champignons comestibles sont une excellente source de protéines de haute qualité (entre 19 et 35 pour cent), et les champignons de Paris contiennent plus de protéines que les haricots. En plus de tous les acides aminés essentiels, certains champignons ont des vertus médicinales de certains polysaccharides, qui sont connus pour stimuler le système immunitaire.

Valeur Médicinale

Récemment, il y a eu une croissance spectaculaire et une activité commerciale associée à des compléments alimentaires, des aliments fonctionnels et d'autres produits qui sont «plus que de simples aliments».

Les champignons médicinaux ont été couramment utilisés dans la médecine traditionnelle chinoise.

Aujourd'hui, on estime que six pour cent des champignons comestibles ont des propriétés médicinales et peuvent être trouvés dans les toniques de santé, les teintures, les thés, les soupes et les formules à base de plantes.

Lentinula edodes (shiitake) et Volvariella volvacea (champignons chinois ou de paille) sont des champignons comestibles aux propriétés médicinales largement diffusées et cultivées.

GAGNER DE L'ARGENT EN CULTIVANT LES CHAMPIGNONS

Les propriétés médicinales des champignons dépendent de plusieurs composés bioactifs et leur bioactivité dépend de la façon dont les champignons sont préparés et consommés.

Les Shiitake sont censés avoir des propriétés antitumorales et antivirales et éliminent le cholestérol sérique du flux sanguin. D'autres espèces, telles que Pleurotus (huître), Auricularia (mu-er), Flammulina (enokitake),

Termella (yin-er) et Grifola (maitake), ont tous des degrés de renforcement du système immunitaire, abaissant de taux de lipides, propriétés anti-tumorales, microbiennes et virales, régulation de la pression artérielle et autres effets thérapeutiques.

Les champignons représentent une vaste source de produits pharmaceutiques puissants encore non découverts et leur biochimie mériterait d'être approfondie.

Prestations de revenu

Les activités de culture de champignons peuvent jouer un rôle important dans le soutien de l'économie locale en contribuant à la sécurité alimentaire de subsistance, à la nutrition et à la médecine; générer des emplois et des revenus supplémentaires grâce au commerce local, régional et national; et offrant des opportunités pour les entreprises de transformation (telles que le décapage et le séchage)

Le revenu des champignons peut compléter le flux de trésorerie, fournissant soit:

- un filet de sécurité pendant les périodes critiques, empêchant les personnes de tomber dans une plus grande pauvreté;
- une activité comblant les lacunes qui peut aider à répartir les revenus et rendre généralement la pauvreté plus supportable grâce à une nutrition améliorée et à un revenu plus élevé; ou
- une activité de transition pour aider les gens à devenir moins pauvres ou même à les sortir définitivement de la pauvreté.

Gagnez de l'argent en cultivant des champignons une Source Supplémentaire de Revenus.

Le commerce des champignons cultivés peut constituer une ressource facilement disponible et importante source de revenus en espèces - pour les hommes et les femmes et les personnes âgées, infirmes et handicapés

Myciculture -

La culture de champignons a le potentiel d'être un passe-temps amusant et fascinant. Nos forêts ont fourni de nombreuses espèces de champignons qui sont à la fois belles et délicieuses, et apprendre à les cultiver peut raviver notre connexion à la nature et à la terre. Mais si nous devons acheter beaucoup d'équipement pour stériliser le substrat et nettoyer l'air des contaminants, la culture des champignons peut laisser sa romance. Et cela peut devenir absurdement compliqué quand les cultures continuent à se gâter, malgré nos précautions les plus élaborées.

Simplifier!

Alors pourquoi utiliser le peroxyde d'hydrogène dans la culture des champignons? Le peroxyde d'hydrogène simplifie tout le processus de croissance des champignons. Il n'est pas nécessaire de construire un laboratoire stérile, d'acheter un autocuiseur géant spécial, ou même de construire une boîte à gants. Une faible concentration de peroxyde empêche les contaminants, tout en permettant une croissance saine du tissu de champignons. Et à mesure que le tissu des champignons se développe, il convertit le peroxyde en eau et en oxygène, laissant une culture de champignons propre et vigoureuse.

Cultiver des cultures de champignons dans une pièce ordinaire.

- Manipulez les cultures à l'air libre dans une cuisine ou dans un atelier non stérile.
- Protégez les cultures contre les bactéries, les levures, les moisissures et les spores de champignons.
- Préparer des cultures de champignons sans autoclave.
- Préparer le substrat de fructification en vrac à température ambiante, sans chauffage ni refroidissement.
- Éliminez les sacs de culture de patch-filtre coûteux; utilisez plutôt des sacs poubelles ordinaires.

- Préparer un milieu de frai de champignons à base de sciure de bois avec juste une vapeur de dix minutes.
- Cultiver des cultures de champignons et de gousses d'agar sur une étagère ou dans un placard.

HERBES THÉRAPEUTIQUES ET AGARICUS BLAZEI

Les herbes médicinales sont des fruits de mer utilisés dans la pratique des médicaments. Plusieurs types d'herbes ont été utilisés dans les remèdes populaires pendant un grand nombre d'années. L'utilisation de fruits de mer dans les drogues populaires, est mieux notée à l'Orient. Les herbes médicinales font maintenant l'objet de recherches pour de nombreux ethnobotanistes et experts en soins de santé. La capacité de certaines herbes à prévenir les progrès de la croissance et à augmenter les aspects du système immunitaire fait l'objet de recherches depuis une cinquantaine d'années. Au cours de cette période, la recherche pré-clinique a montré 200 types de champignons qui ont démontré la capacité de restreindre de manière significative l'expansion de différents types de croissances, cependant la dose et les effets sur les individus sont certainement causés par des inconnus.

Des faits plus substantiels sur la toxicologie de nombreux produits de la mer guérissants sont également nécessaires. L'etude avec des fruits de mer et des champignons précédemment, les offres ont abouti à la découverte de médicaments importants.

Des recherches récentes ont révélé que le champignon d'huîtres produisait manifestement de la lovastatine, que les herbes produisaient des quantités considérables de vitamine D lorsqu'elles étaient soumises à la lumière UV, et que cette infection spécifique pourrait être un apport imminent de taxol. Dans le passé, la recherche effectuée en utilisant l'infection a également généré la percée de la pénicilline, la ciclosporine, la griséofulvine, la céphalosporine et l'ergométrine. L'étude des champignons à l'étranger reste aujourd'hui, avec une attention aux champignons qui possèdent une activité hypoglycémique, une activité anticancéreuse, une activité anti-pathogène, et une activité augmentant le système immunitaire. Patrimoine Le concept de champignon thérapeutique INCH "n'est même pas proche de la nouveauté. Les Egyptiens antiques ont considéré des fruits de mer un article particulier de repas concernant la royauté. En ce qui concerne plus de 100 ans en Chine, au Japon et dans d'autres pays asiatiques, les herbes spécifiées étaient considérées comme ayant une activité thérapeutique. Depuis des centaines d'années, les champignons Chaga ont été trouvés en Russie à des fins thérapeutiques. De manière générale, les gens qui occupent tout le Japon, l'Europe japonaise et l'Italie ont été utiles pour les champignons, s'impliquant dans la recherche de champignons et incluant les mauvaises herbes dans les cuisines locales.

Les mauvaises herbes ont maintenant été vues à partir d'une lumière diversifiée, dans des sites comme le Royaume-Uni, l'Irlande et les États-Unis. Les détails possibles sont nombreux. Une description est due au fait que les vieux Grecs et les Romains ont été mis en sourdine au sujet de tous les avantages probables pour la santé des herbes. Une autre explication possible est le fait que ces endroits généralement affiliés aux herbes avec la saleté et ont été très conscients du fait que beaucoup sont mortels. Actuellement à l'Orient, les herbes continuent d'aimer une grande réputation.

La planète américaine commence à analyser l'idée de champignons médicinaux ainsi que leur probable. En 2008, UC-Davis a publié une revue de l'étude de la guérison des champignons et recherche supplémentaire inspirée par des tests médicaux. Mais, l'évaluation a expliqué que, actuellement, il n'y a pas suffisamment reconnu sur les champignons médicinaux pour commencer à promouvoir leur utilisation dans le traitement de certaines maladies.

Les institutions qui font progresser la recherche sur les champignons médicaux comprennent City of Desire National Clinic, en collaboration avec le Memorial Sloankettering Cancer Centre. La recherche de Polysaccharides suggère que les matériaux dans les fruits de mer thérapeutiques les plus responsables de la régulation du système immunitaire, sont vraiment une collection assortie de polysaccharides, en particulier les bêta-glucanes, et aussi à un plus petit degré, les alpha-glucanes. Ces polysaccharides sont en dupliquant les unités de monomères DEB-glucose et sont disponibles dans un énorme choix de modèles (en raison des plusieurs spots conçus pour connecter glycosidique entre dispositifs de D-sucre) et des poids moléculaires (à la suite de différentes longueurs faciles pour magasins de D-glucose). La protéine peut également être attachée à ces polysaccharides de champignon. Un exemple typique de ceci peut fonctionner comme les protéines - vraisemblablement les bêta-glucanes qui peuvent être dans le polysaccharide-E.

TYPES DE CHAMPIGNONS POUR CUISINER

J'aime cuisiner des champignons dans différents types de plats et de cuisines. Et manger des champignons est une bonne habitude pour votre santé. Quand j'étais petit, vivant avec ma grand-mère, nous mangions habituellement des champignons sauvages dans les montagnes derrière notre maison. Cependant, manger des champignons sauvages est devenu une sorte de mémoire maintenant, mais je continue à les cuisiner dans ma cuisine moderne.

Généralement, il existe différents types de champignons pour cuisiner et manger. Je présenterai les membres les plus populaires de la cuisine chinoise. Les champignons comestibles sont considérés comme bénéfiques pour améliorer l'immunité, réduire les expectorations, expulser la toxine et lutter contre le cancer.

Généralement, nous utilisons des champignons frais et modifiables ainsi que des produits séchés.

Tout d'abord les champignons blancs

Les champignons blancs sont purement blancs et délicieux. Ils sont spécialement plantés et peuvent être utilisés dans diverses recettes. Il y a beaucoup de types inclus dans ce type. Le premier type est appelé champignons de bouton, qui peuvent généralement être utilisés pour la pâtisserie, la cuisson et la soupe. Ce type de champignon a une apparence juste comme un bouton de lien ainsi obtient le nom des champignons de bouton. J'aime utiliser des champignons de Paris pour faire cuire la soupe de poisson afin d'ajouter le goût frais.

Le deuxième type de champignon blanc qui apparaît habituellement dans la cuisine est celui des pleurotes qui a des corps de fruits grands et minces et sont les ingrédients idéaux pour faire un barbecue et faire de la soupe.

Champignon de cuisse de poulet : Champignon de cuisse de poulet (Coprinus comatus) est également un type de champignon blanc qui contient des glucides riches avec les fonctions de renforcer l'immunité, réduire le sucre dans le sang, anti-tumorale et anticancéreuse et ainsi de suite. Auparavant, je n'utilise pas beaucoup de champignons de cuisse de poulet jusqu'à ce que je trouve les saveurs délicieuses achetées par le champignon de cuisse de poulet râpé. Il peut également être utilisé dans les soupes et les recettes de cuisson.

Champignons d'arbre: Les champignons d'arbre (Agrocybe Cylindracea) est un type de champignon de couleur brun jaunâtre clair. Le taux de protéines est autour de 19,55% avec 18 types d'acides aminés. En outre, il contient également la vitamine B riche et élément minéral comme le sodium, le calcium, le magnésium, le fer et le zinc. Ce serait donc aussi l'ingrédient idéal pour les enfants.

Champignon Aiguille

Le champignon aiguille est dans la couleur de la lumière jaune d'or. C'est pourquoi il est également appelé champignon aiguille doré. Les champignons aiguille frais sont principalement utilisés dans les recettes de sautés, les recettes de vinaigrette et le pot chaud. Puisque le champignon contient 8,87% de protéines et 7,4% de fibres grossières, il est considéré comme l'un des ingrédients idéaux pour réduire et prévenir les ulcères.

Champignon shitake

Le champignon Shitake est un type de champignon avec une couleur plus foncée. Et en médecine traditionnelle chinoise, les champignons shitake sont considérés comme l'un des ingrédients noirs qui sont bénéfiques pour les reins. Le goût du champignon shitake est également unique et il est donc généralement utilisé comme ingrédients secondaires dans les recettes de sautés. Les produits secs des champignons shitake sont les meilleurs ingrédients secondaires des soupes au poulet. Et il y a un célèbre plat de soupe chinoise: une petite soupe de poulet aux champignons dans laquelle les champignons se réfèrent aux champignons shitake séchés.

Champignon de paille

La caractéristique du champignon de paille est qu'il contient de la vitamine C riche qui peut favoriser le métabolisme du corps et aider à expulser la toxine. Il peut se combiner avec des toxines telles que le plomb (contenant de nombreux produits cosmétiques) et les expulser davantage. C'est donc un bon régime pour un diabétique. Les champignons de paille sont adaptés pour faire sauter et soupe. S'il vous plaît contrôler le temps de trempage, peu importe les produits frais ou séchés. J'aime manger des champignons de paille sautés avec sauce aux huîtres. La sauce aux huîtres peut aider à activer la nature pâle des champignons de paille. Et en plus, c'est une recette vraiment rapide. Pour plus de détails, vous pouvez vérifier le champignon de paille dans la sauce aux huîtres.

Recettes Savoureuses de champignons

Que vous cherchiez à servir une recette de champignons facile comme plat principal ou à ajouter un plat d'accompagnement avec des champignons, vous trouverez ce que vous cherchez dans la liste ci-dessous!

Petit-déjeuner

Quelle meilleure façon de commencer votre journée qu'une copieuse omelette aux champignons? Et les enfants adoreront manger des champignons quand vous les servirez sur une pizza. Les plats à base d'œufs sont un moyen facile d'intégrer des légumes dans votre repas.

Champignons, jambon et tasse de café suisse, omelette brouillée aux champignons, jardin légumes hachée, petit déjeuner de week-end paresseux frittata pizza

Sandwiches et Petits Sandwich

Allez sans viande avec une recette de portabello, ou ajoutez quelque chose de spécial à votre prochain hamburger ou sandwich au bifteck. Si le champignon est l'événement principal ou une garniture savoureuse, vous aimerez ces idées pour le déjeuner et le dîner. Petits Sandwich aux champignons Portobello Sandwich de Bifteck Sandwich Grillé Portabella de Newton et Swiss Burgers

Entrées: Recettes de champignons farcies

Si vous cherchez à servir un véritable apéritif, les champignons farcis sont la voie à suivre. Des tiges de champignons fraîches aux saucisses ou même aux pistaches, il y a tellement de façons de les farcir! Champignons farcis à l'oignon à la française Champignons farcis à la saucisse Champignons farcis à la farce Champignons farcis aux noix Champignons farcis aux champignons Portabella

Soupes et Soupes et Plats d'accompagnement

Soyez créatif avec des champignons avec l'une de nos soupes et recettes préférées. Le brie crémeux et l'orge copieux sont parfaits pour les champignons, et vous aimerez ce que ce légume fait pour le riz et la farce.

Soupe aux champignons super crémeuse Soupe aux champignons Brie Soupe aux champignons et à l'orge Portobello Farce aux champignons Croustillant aux champignons

Bifteck

Les champignons sont les meilleurs bifteck-topper. Voici trois de nos recettes préférées de bifteck et de champignons, plus une recette de champignons mijoteuse à ajouter à votre propre morceau de viande préféré!

Bifteck de bœuf de New York aux champignons Bœuf et poivrons Simmerin 'Un pot Quoi que ce soit Champignons de Bourgogne Filets aux champignons Champignons Easy Beef Wellington

Pâtes

Les champignons frais sont l'addition parfaite pour égayer beaucoup de vos plats de pâtes préférés. Les champignons ajoutent de la saveur et de la texture à ces plats italiens copieux.

Pâtes aux champignons Lasagne aux champignons et aux épinards Tortellini aux champignons et aux épinards

Poulet

Les plats de poulet sont toujours un choix populaire pour un repas de semaine rapide. Ces options pleines de champignons sont assez faciles pour une semaine, mais assez impressionnantes pour une occasion spéciale.

EN CONCLUSION

Puisque l'agaric peut également diminuer votre taux de sucre dans le sang, les patients qui prennent des médicaments pour abaisser leur glycémie devraient consulter un médecin avant de consommer de l'agaricus.

Des études cliniques minutieuses comparant l'activité de composés isolés, des extraits de champignons entiers et des données épidémiologiques sont toujours nécessaires pour déterminer si l'ABM offre de réels avantages cliniques. Les études de relation dose-effet et l'isolement, ainsi que l'identification chimique et la quantification des composés spécifiques responsables du bénéfice potentiel de l'ingestion de champignons ABM, devraient être pleinement développés, bien qu'il semble évident que les extraits ABM sont riches en p-glucanes qui probablement contribuent à l'activité immunostimulante observée.

D'autres substances sont probablement également impliquées, la stimulation immunitaire après l'ingestion de polysaccharides est possible et probablement utile dans les patients cancéreux s'il ne provoque pas d'interférences pharmacologiques. Une préoccupation majeure en matière de sécurité est représentée par la toxicité et la cancérogénicité de l'agaritine et de ses dérivés qui devraient être complètement évalués; et serait probablement utile pour ces champignons comme d'autres remèdes à base de plantes, pour définir complètement le problème des métaux lourds. En raison de la grande consommation d'ABM dans la médecine populaire, probablement plus de données sont nécessaires sur les mécanismes d'action de son composant et de la sécurité avant de conseiller l'hypothèse pour la prévention et le traitement du cancer et des troubles dépressifs immunitaires.

Jusqu'ici, l'effet de l'Agaricus Blazei n'a pas été largement rapporté en Chine. Les chercheurs japonais font des recherches diverses sur ses aspects pharmaceutiques et pharmacologiques. Comme on le voit dans son analyse pharmaceutique, Agaricus Blazei contient des protéines, du sucre et une petite quantité de divers éléments et vitamines. Son étude pharmacologique révèle que les polysaccharides acides et neutres, séparés de l'eau extraient de champignons tels que Agaricus Blazei, Ganoderma Lucidum ou Polyporos Umbellatus ont des effets d'amélioration immunologique et effets d'inhibition tumorale. Cette fois, les valeurs IgG, IgM et IgE du groupe expérimental ont toutes augmenté à partir des valeurs avant traitement. L'augmentation des IgM et des IgE était significative ($P < 0,05$). D'autre part, à la suite de la surveillance du groupe de contrôle de plus de 3 mois, toutes les trois valeurs ont manifestement diminué (PcO.Ol - 0,001). Par conséquent, Agaricus Blazei a démontré sa fonction d'immunité interne. La diminution des trois valeurs du groupe de contrôle est causée par la détérioration de la fonction d'immunité interne de la radiothérapie et de la chimiothérapie, ainsi que de la tumeur maligne elle-même.

Que le champignon commercialisé exclusivement comme le «champignon du soleil» ou le «Agaricus Royal»1 possède ou pas des propriétés médicinales n'est pas contestée ici. Au lieu de cela, ce que nous remettons en question, c'est le manque de cohérence dans la taxonomie de l'espèce et son origine. Alors qu'il est important d'avoir des études cliniques sur les propriétés médicinales des champignons, il est également important d'avoir une base scientifique solide en termes de microbiologie et de génétique et les professionnels de santé qui effectuent de telles études ont besoin du soutien de professionnels ayant une expérience taxonomique des termes et expressions inappropriés. Un autre point important est que ces professionnels doivent être objectifs et ne pas être compromis par la nécessité de produire les résultats souhaités par les intérêts commerciaux.

À l'heure actuelle, nous n'avons pas de médicaments efficaces contre l'hépatite chronique, en particulier les infections de type C. Tous ces exemples de données cliniques ont montré qu'Agaricus blazei Murill pourrait être un remède prometteur dans le traitement de l'hépatite, en particulier chez les patients présentant un type de maladie résistant. Il ne fait aucun doute que d'autres études cliniques contrôlées sont nécessaires